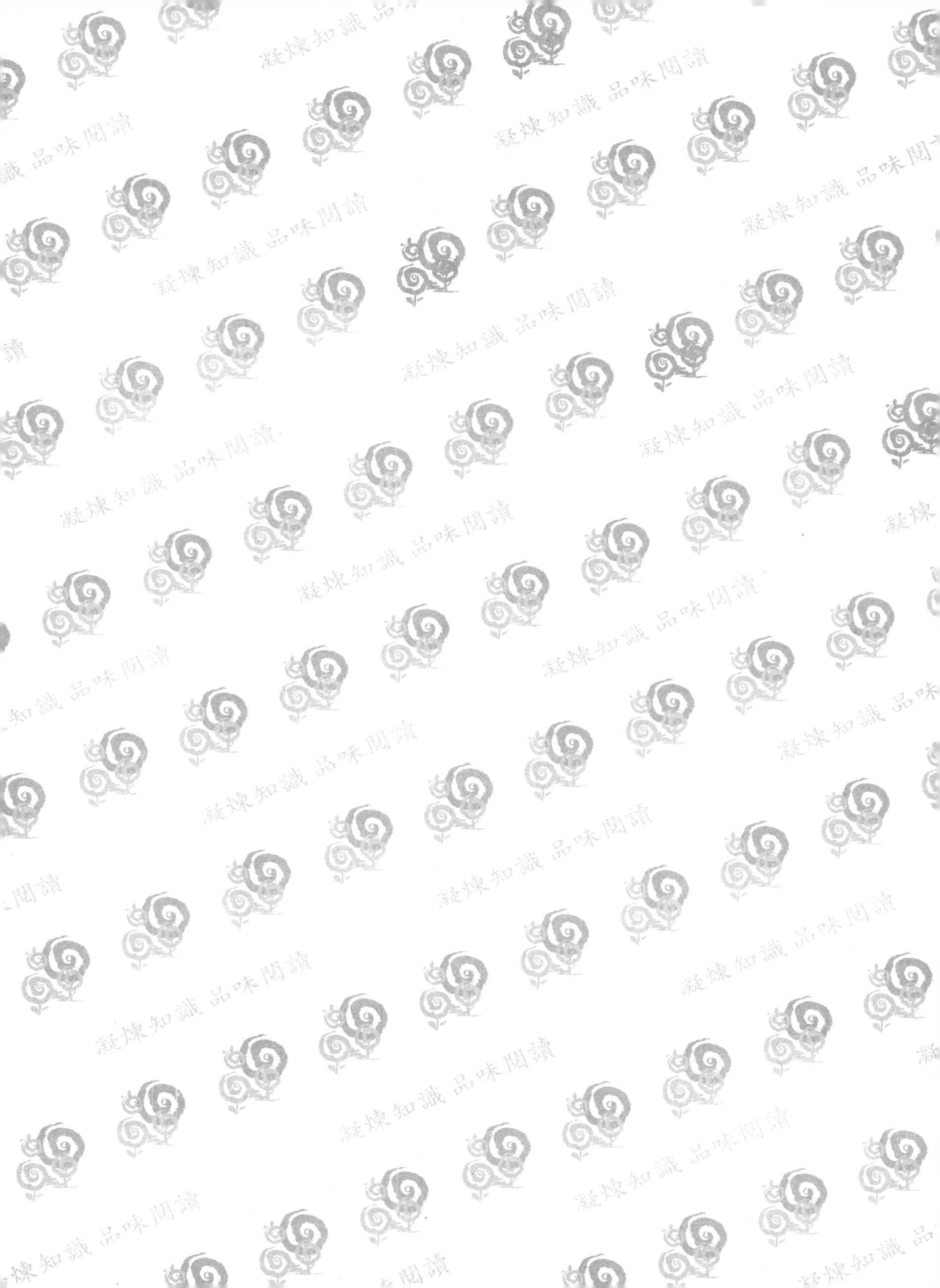

Mel Bartley 著
李妙純　江心怡　徐惠蘋　賴紅汝 譯

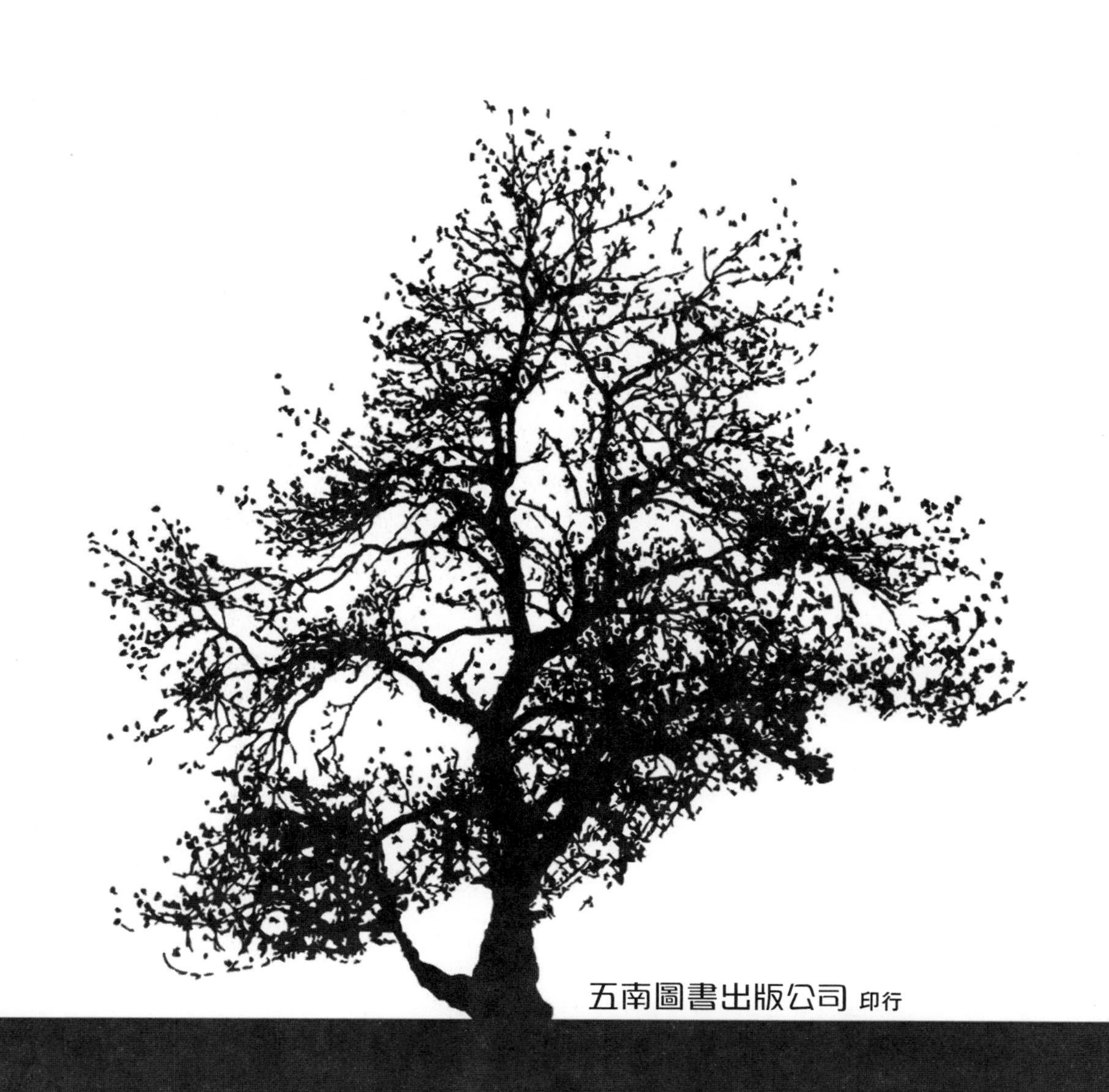

五南圖書出版公司 印行

健康不均

理論、概念與方法

Health Inequality

An Introduction to Concepts, Theories and Methods

Health Inequality

An Introduction to Theories, Concepts and Methods

Mel Bartley

此書翻譯自Mel Bartley, Health Inequality, 1st edition

This edition is published by arrangement with Polity Press Ltd., Cambridge

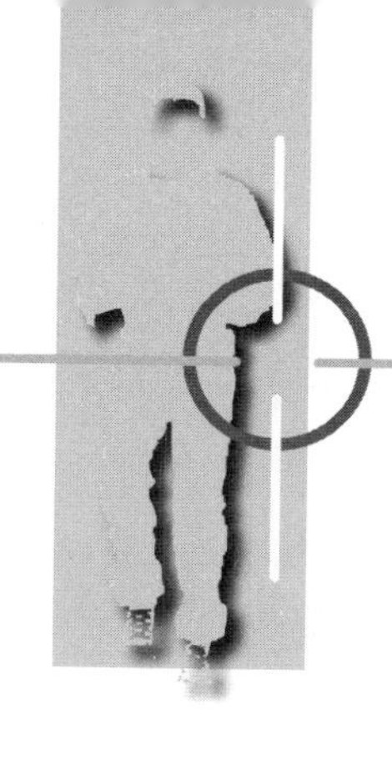

推薦序

細膩解析健康不均

妙純邀請本人為「健康不均」中文版譯著寫序，我毫不猶豫地答應。因為這本書是妙純推薦我看的書，對我有很大的啟發，我當然要感恩回報她的推薦。不同於其他老師指定許多論文給同學閱讀，我喜歡一個學期細嚼慢嚥一本書（大多是新出版的），一方面能擷取新知，另一方面也能比較有系統且深入瞭解某議題與領域。大多數情況，我每年都會喜新厭舊地更新指定閱讀書本。只有極少數的書本會讓我愛不釋手地連續兩、三年指定閱讀，英國倫敦大學學院公衛學系醫學社會學教授梅兒·巴特禮（Mel Bartley）寫的《健康不均》就是其中一本。以下我將介紹本書的特色為何，為什麼值得閱讀，然後說明研究健康不均的重要性為何。

本書的特色為何？

近年來有關健康不均（或廣義社會流行病學）的專書出版數目逐漸增多，但是大多數專書都是彙編式，就是一群作者各自撰寫自己的章編撰成冊。這類彙編書的優點就是每一位作者都是該議題的專家，每一篇文章也都回顧相當多的參考文獻。對於要進入某一議題的入門者，閱讀這類綜論文章有相當的幫助。但是，這種彙編書也有一些缺點。因為篇幅有限，所以不可能非常深入探討一個議題；引用相關文獻數目相當多，但是常常都是點到為止；不同彙編文章間雖然議題有關，但是常常不是非常密切連貫；再加上不同作者寫作風格不同，所以讀起來也不是那麼順暢。

美國出版較多彙編式專書，英國相對地出版較多一位作者獨立完成的著作。我從學生時代至今都較偏好英國出版的書，尤其喜歡一位作者道一以貫之地介紹某領域知識或論述一個議題（當然也比較薄，比較有可能讀完）。對於同一議題，不同作者會使用不同圖解與舉例來說明，每本書都有相當的個人風格。反觀美國出版的彙編式專書，邀請許多專家一起來寫（因此大多非常厚重，不容易讀完）。對於同一議題，不同書本的寫法差不多，大多數圖解與舉例都直接引用原著文獻，沒有經過消化轉化。看一本書某一段看不懂，換另外一本書也常常是看不懂，因為不同專書大同小異。本書是英國教授寫的書，是一本相當具有個人風格的書。

本書第一個寫作特色就是作者喜歡使用正反辯證的論述邏輯。讀者可以先讀第四章來體會一下作者的論述風格。作者首先提出直接行為說：低社經位置者比高社經位置者有較高比例不利健康行為（譬如吸菸或不運動等）。作者接著反駁這種解釋，提出可能是第三個因素（譬如內控性格）同時影響社經位置與不利健康行為。內控較差者，學業與工作表現較差，所以較易流入低社經位置，同時也較會依賴吸菸與不運動。

作者接下來提出間接行為說（文化說）：低社經位置者的文化孕育出較高比例不利健康行為。譬如英國勞工喜歡飲酒、看足球賽，周潤發「福氣啦！」的廣告不斷暗示保利達 B 是體力勞工朋友的最愛，孕育出高比例勞工朋友喜歡喝保利達 B。可是作者馬上引用相關研究反駁此說法，高低社經位置者的健康信念與態度差異，只能解釋相當少部分的不利健康行為比例差異。作者接下來提出自我調節說、社會區隔說與文化轉移說等三種不同的文化說，也都會在後面提出批判。讀者們如果能仔細閱讀本書，一定能學習到正反辯證的思考邏輯訓練。

本書第二個寫作特色是道一以貫之，作者在第 1 章先簡單地介紹了當代有關健康社會不均的五種主要解釋模型（請參考表 1.5）。接下來在第 4 章到第 7 章進一步較詳細地介紹這五種解釋模型。最後在第 8 章至第 11 章，作者同樣用這五種解釋模型解釋健康的區位不均、性別不均與族群不均，讓讀者可以更深入瞭解這五種解釋模型之差異，讀者可以參考表 8.2。讀者們讀完這本書，應該能學習到如何以多元或對立觀點角度看同一現象的思考邏輯訓練。

本書第三個寫作特色就是深入淺出。作者會用心設計模擬數據來說明某些論述，譬如以表 4.2 來反駁直接行為說，以表 7.1 至表 7.4 逐漸呈現生命歷程解釋的特色，以表 8.1 來說明不同所得不均的測量指標。因為本書的預期讀者是社會科學專業背景的學生，對於流行病學的相關測量與統計著墨相當多（第 3 章），也寫得非常體貼與細膩。我特別推薦公衛與流行病學研究者與學生閱讀此書，因為許多社會流行病學研究都只是淺碟式地玩數據跑相關，比較少深入探討統計顯著相關背後的病因路徑。相信讀完此書後，一定能提出更細膩的研究問題與假說。談到研究，接下來想談談研究健康不均的重要性。

研究健康不均的重要性為何？

有人認為健康不均是自然的，就好比生物特徵的多樣性，每個人的身高、體重、膚色與生理值有變異量，沒有什麼好壞的價值判斷。有人認為健康不均是應該的，就好比教育、收入與職業一樣，健康是一個人努力獲得的成就。有人努力維護健康（不抽菸、每天運動並節制飲食），當然應該比不努力維護健康的人要有較佳的健康結果才公平，如此才能激勵人們願意投資時間與金錢於健康的維護。反之，有人認為健康不平等是不應該的，但是很悲觀地認為健康不平等是難改的，面對一位失業的窮人沉溺於吸菸與吸毒，要個人改變行為很困難；要給他工作或是給他金錢更難，有了錢可能又去買毒品，所以也是無效的。

哪些健康不均（unequal）是不公（unequity）與不義（unjustice）？簡言之，健康不均是價值中立的統計描述差異，健康不公與不義是有道德倫理評價地指涉某些健康差異是可避免的與不需要的。其實，大多數學者使用健康不均都暗含著健康不公的關懷與道德評價。如果沒有這層關懷，學者為什麼不直接使用中性的健康差異（variance）。想要瞭解哪些健康差異是不可避免的與不需要的，我們必須對於造成健康差異的決定因素有所瞭解。綜合過去研究，這些決定因素大致可以分六類：

1. 生物性變異，譬如年齡別死亡率差異或是女性骨質疏鬆較嚴重等。
2. 自由選擇某些損害健康行為，譬如從事高空彈跳或滑雪等高危險的休閒運動，又譬如因為宗教因素拒絕輸血或保險套等醫療措施。
3. 較快接受某些促進健康行為，使某些群體短時間獲得較佳健康結果。經過一段時間，其他群體應該可以馬上跟進，譬如預防接種或子宮頸抹片篩檢。
4. 選擇某些損害或促進健康行為的自由程度受到限制。
5. 暴露在不健康與高壓力的生活與工作環境。
6. 基本健康與公共服務的可近性受到限制。

大多數人都有共識，上述第一至第三種因素造成健康差異不應該視為健康不公。至於第四至第六種因素比較是可以避免的，也因此這些因素造成的健康差異是不公不義的。許多窮人因為缺乏資源，不得不住在不安全與擁擠的住家，從事較危險與骯髒的工作，承受隨時可能失業的壓力。因為這些環境因素導致的高疾病發生率與死亡率應該是不公。偏偏許多社會經濟問題與健康問題又常常是形影相隨，許多弱勢群體常常是禍不單行，屋漏偏逢連夜雨。

譬如一位原住民因為山地教育資源較差無法獲得較佳學歷，因此只能從事較危險的建築板模工作。因為工地安全管理不善造成該原住民手臂被輾斷，該原住民沒有獲得賠償又失去工作，只好返鄉日日藉酒消愁。長期酗酒再加上小時候就因為打針感染C型肝炎，該原住民40歲就罹患肝硬化。肝硬化造成食道靜脈瘤破裂大量出血，因為山區交通不便，再加上醫院血庫缺血與處理設備不足，該原住民40歲就英年早逝。這類弱勢群體惡性循環、雪上加霜所造成的夭壽（premature death）健康不平等絕對是社會不公義。

同樣地，許多所謂的「個人」健康行為選擇也是相當程度受到社會經濟環境的限制。譬如在山地鄉的居民可能比較困難獲得較新鮮的食物，雜貨店賣的食品也常常都是地下工廠製造。許多人不願意運動，主要是因為工作太忙碌無法撥出時間，同時也找不到適當場所與設施。許多危害健康商品（譬如香菸）也都針對年輕男性勞工階級與年輕女性進行強力行銷，使他們不知不覺、不由自主地主動購買香菸。因此，區別哪些健康不平等是健康不公平的關鍵是：人們可以自由選擇造成不良健康的情況的程度是否超過自己能直接控制的範圍。

也因此大多數學者使用健康不均其實是指健康的「社會」不均，也就是指健康的「地區」、「性別」、「族群」、「教育」、「所得」或是「職業」等差異，基本上是探討「群體間」的健康差異。這類研究的前提是：個人層次的變異量在群體內會互相抵消，因此群體間的健康差異主要是來自群體間的「結構性」健康影響因素差異。譬如城鄉的健康不平等主要是探討居住環境（譬如自來水與污水處理系統）與資源（譬如較便利交通、醫療與教育機構等）差異對健康之影響。又譬如白領與藍領的健康不均主要是探討職業環境危害暴露、工作壓力與次團體文化（藍領階級較多吸菸與嚼檳榔等）對群體每一組成個人的健康影響。如果建康的社會不均是因為都市規劃政策不恰當或是工廠安全管理不當造成，這種健康的社會不均就是人為的，不但可以改也應該改。

本書作者特別強調：不同的健康不均路徑解釋模型會延伸不同的政策意涵。譬如第 8 章對比兩種解釋區位所得不均與健康不均的模型，一是社會心理說（人比人氣死人，看到鄰居很有錢，自己就抑鬱寡歡生病）；一是新物質主義說（有利於貧富不均加大的政策常常有利於既得利益者的政策）。前者的政策可能是教育宣導，肯定那些肥貓 CEO 是有天賦異稟的管理才能，所以可以拿那麼多錢，我們要安貧樂道、清心寡欲。後者的政策可能是擬定財富重分配稅收政策與補助弱勢者的社會福利與人力投資政策。近十多年來，英國、荷蘭、加拿大與瑞典等國家都是非常重視研究健康社會不均的國家，這幾年已經看到他們的學術研究成果開始相當程度影響健康相關政策，希望這本書的翻譯也能啟發一些學者與學生投入此領域研究，讓臺灣的健康相關政策也能進一步由上游的社會政經影響因素來介入。

呂宗學

國立成功大學公共衛生研究所副教授

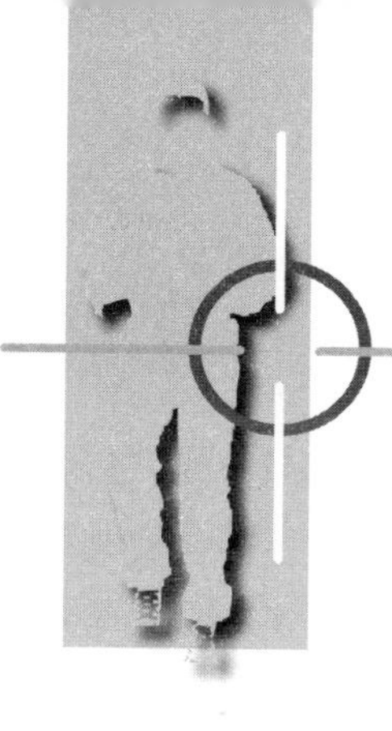

原著致謝

原作者要感謝她在「健康與社會國際研究中心」的同事們，特別是 Amanda Sacker、Pekka Martikainen、Archana Singh-Manoux、Meena Kumari、Mai Stafford、Paul Clarke 及 Eric Brunner 等所提供之專業的建議。本研究為英國經濟及社會研究委員會之補助計畫，編號為 R000 27 1112。英國數據資料中心提供 1993 年及 1998 年的英格蘭健康調查資料，資料存於國家社會研究中心；主要資料蒐集單位是國家統計局（1993 年）、國家社會研究中心及倫敦大學學院流行病學及公共衛生學系（1998 年）；贊助單位為英國衛生部。關於本書的分析或解釋，皆不代表上述資料蒐集單位、保管單位及版權所有單位，或資料蒐集的贊助單位及英國數據資料中心的意見。

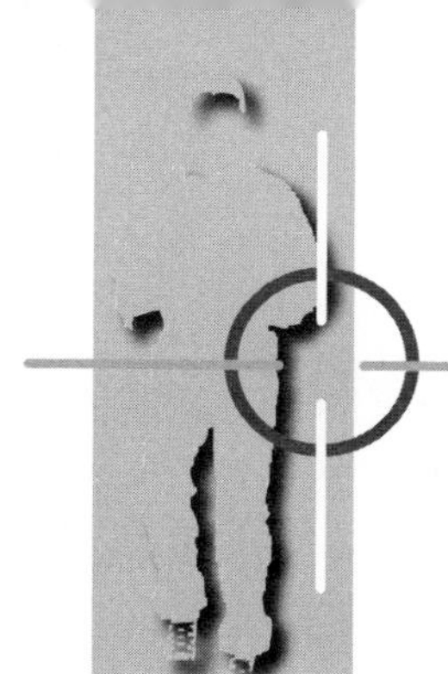

目 錄

英文書幾乎都附有厚厚的參考資料，這些參考資料少則 10 頁以上，多則數十頁；中文翻譯本過去忠實的將這些參考資料附在中文譯本上。以每本中文書 20 頁的基礎計算，印製 1 千本書，就會產生 2 萬頁的參考資料。
在地球日益暖化的現今與未來，為了少砍些樹，我們應該可以有些改變——亦即將英文原文書的參考資料只放在網頁上提供需要者自行下載。
我們不是認為這些參考資料不重要，所以不需要放在書上，而是認為在網路時代我們可以有更環保的作法，滿足需要查索參考資料的讀者。

我們將本書【延伸閱讀】、【英文縮寫對照表】、【參考書目】放在五南文化事業機構（www.wunan.com.tw）網頁，該書的「教學資源」部分。

對於此種嘗試有任何不便利或是指教，請洽本書主編。

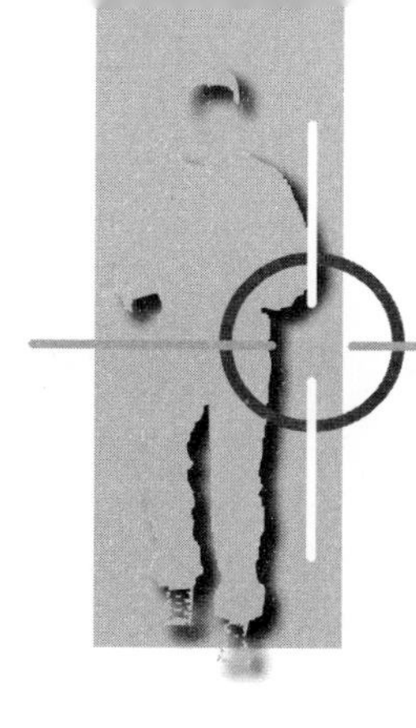

圖表目錄

表目錄

圖目錄

第 1 章

何謂健康不均？

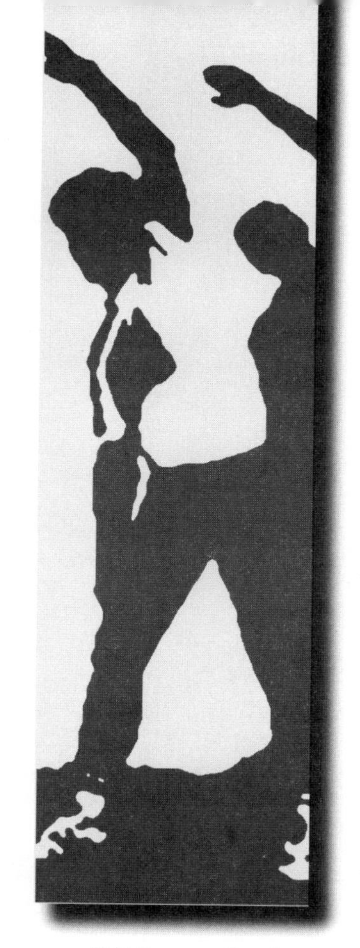

Health Inequality

當 1980 年英國出版「布萊克報告書」（The Black Report）時，健康不均之議題已深植於公共政策與學術研究之中（*Department of Health and Social Security, 1980; Townsend, Davidson and Whitehead, 1986*）。1950 與 1970 年代間英格蘭和威爾斯地區疾病和死亡率的資料顯示，隨著壽命的延長，各年齡層的死亡趨勢，都與社會和經濟位置之測量指標之一「社會階級」（social class）有密切的相關。由於英國的社會背景對社會階級已有相當程度的瞭解，因此多年來一直都認為「社會階級」與健康的關係並不需要太多的著墨。回溯至 1931 年，英國政府的報告中已給予社會階級官方的定義：英國布萊克報告書採用之定義乃指「以職業技能為準則所訂定，在社區之身分地位」。許多歐洲國家的官方統計機構也使用類似的概念。相較之下，在美國、加拿大和澳洲的研究裡，就較少使用社會階級的概念。而在大部分已開發及許多開發中國家，則已陸續注意到不同的所得、社會聲望和教育間的健康差異問題。

本書的主要目的在於介紹健康不均相關的理論、概念和方法，這些在不同的國家其實也是相當普遍的議題。此外，本書亦提供對藝術、人文科學、社會科學、新聞學以及政策討論與規劃有興趣的讀者一些訊息。由於研究不斷地推陳出新，本書也不聚焦於列舉所有的研究結果。況且近期已有許多文獻對健康不均之研究貢獻良多，讀者可自行搜尋此類文獻。而本書每一個章節的最後都提供相當有用的延伸閱讀書目，由讀者自行參考及研讀。當然，在建立健康不均研究的概念與方法的過程當中須引入相當多的思考，這些思考有利於經驗豐富的學者進行深入的討論。寫完這本書後，作者己身的研究議題已有所變化，部分原因是在進行國際比較的研究中，由於各國具有各自的知識傳統，因此名詞的使用並不一致。例如我們在第 2 章中深入討論一般所稱之「不均」（inequality），及「社會階級」（social class）之詳細的意義。我們將看到各式各樣對「不均」的定義及測量，區辨這些不同的定義與測量是相當重要的。

健康不均有多大？

接下來的章節是要介紹健康不均之普遍的研究方法，並討論不同的社會不均之定義與測量，以及探索健康不均的各種理論。本章節也將舉例說明，過去 20 年來，已呈現的健康之社會差異情形。

表 1.1 顯示在布萊克報告書中社會階級和死亡率之間的關係，這些關係在之後的 20 年來都沒有改變。有關社會不均之測量方式採用英國傳統的分類：「英國登記局的社會階級分類」（The Registrar-General's Social Class ，或稱 RGSC），此乃人口普查專門記錄出生與死亡的官方資料。表 1.1 至表 1.3 為標準化死亡比（Standardized Mortality Ratios, SMRs），說明階級間死亡風險的差異。由於高齡人口有較高的死亡率，標準化死亡比可以調整階級間年齡組成不同的影響。第 3 章會對這些測量指標做更完整的討論，但表 1.1 至表 1.3 已指出工作年齡的男性在不同

表 1.1　1931-1991 年英格蘭和威爾斯的健康不均：15-64 歲男性依 RGSC 的標準化死亡比

RGSC	1931	1951	1961	1971	1981*	1991*
I 專業階級	90	86	76	77	66	66
II 管理階級	94	92	81	81	76	72
1991 III 例行性非勞力階級						100
III 例行性非勞力和	97	101	100	104	103	
1991 III 技術性勞力						117
IV 半技術性勞力	102	104	103	114	116	116
V 非技術性勞力	111	118	143	137	166	189

* 年齡 20-64 歲。

資料來源：Wilkinson（1986: 2，表 1.1）；Drever, Bunting and Harding（1997: 98，表 8.2）。

階級之間的平均死亡率相差多少，「100」的數字表示某特定人群的「平均」死亡率，88 就是比平均值（100）低，亦即死亡率較低，而 66 就更低了，120 則有相當高的死亡率。

布萊克報告書首度發表時，即在社會上引起相當大的震撼。其中提及「富貴病」（diseases of affluence）是在 20 世紀末的主要問題。心臟疾病與壓力、高脂肪的飲食，及久坐的生活型態有關，因此被視為富貴病的最佳典範。表 1.2 指出，在 1949-1953 年英國的國民健康服務（National Health Service）萌芽初期，第一、二社會階級的專業和管理人士就比其他階級的人有較高機率發生「冠狀動脈疾病和心絞痛」（coronary disease and angina）等因富裕的生活型態所引起的心臟疾病。會計師和經理人員即是如此，他們易有較大的工作壓力、高脂肪的飲食及久坐的工作型態。事實上，在 1920 年代醫生早已建議中產階級的病人應有較長的休假，並縮短工作時數，以預防心臟疾病的發生。

表 1.3 中呈現 1991-1993 年英格蘭和威爾斯主要死因的階級差異。比較表 1.2 和表 1.3，顯示在 1991 年之後，心臟疾病相對的死亡風險在專業和管理階級人士中已不高，而且其他疾病的階級差異也愈來愈大。

1931 年到 1991 年期間，英格蘭和威爾斯 75 歲以下所有年齡層的死亡「絕對風險」（absolute risk）有不斷下滑的趨勢。同時，社會弱勢之

表 1.2　1949-1953 年不同疾病死亡率的階級差異：英格蘭和威爾斯 20-64 歲男性的標準化死亡比

RGSC	冠狀動脈疾病／心絞痛	糖尿病	惡性腫瘤	結核病	流行性感冒	肺炎	支氣管炎	潰瘍
I	147	134	94	58	58	53	34	68
II	110	100	86	63	70	64	53	76
IV	79	85	95	95	102	105	101	99
V	89	105	113	143	139	150	171	134

資料來源：Townsend and Davidson（1982: 62，表 5）（The Black Report）。

表 1.3　1991-1993 年不同疾病死亡率的階級差異：英格蘭和威爾斯 20-64 歲男性的標準化死亡比

RGSC	缺血性心臟病	糖尿病	惡性腫瘤	結核病	肺炎	支氣管炎	潰瘍
I	63	54	78	32	58	44	54
II	73	70	79	47	69	43	50
IV	121	114	116	141	108	137	125
V	182	214	165	285	197	268	296

資料來源：以 Drever,Bunting and Harding（1997:122，表 10.2-4, 10.7, 10.8, 10.9 為基礎所建立。

第四和第五社會階級的風險比群體之平均風險及優勢社會階級者高。

至今另一個分析布萊克報告書的資料及追蹤這些現象的方法，是瞭解每一個社會階級內，不同年齡層男性之死亡率變化趨勢，藉此我們可以曉得健康不均之跨時間變化情形。一個比標準化死亡比更簡單的方法是看每個年齡層，其每十萬人口率。使用這類「年齡別率」的優點在於，它可以比較不同時期的差異；而標準化死亡比是用於某個特定時期，比較不同社會階級之死亡率與平均死亡率之差異，所以不同時間點的標準化死亡比無法相互比較。年齡別率可以檢視不同時間的每個社會階級風險；可惜的是，研究女性之健康不均並非易事，此乃社會階級以職業為分類基準之故，而官方統計資料往往無法對女性的職業做正確的記載。有關女性健康不均的議題將在第 9 章做進一步討論。

表 1.4 顯示 1931、1951、1961、1971、1981 和 1991 年（1941 年遭逢二次世界大戰因此未做人口普查）的人口普查資料，每一社會階級及年齡層之「每年每十萬男性的死亡人數」。因為某些年齡層的死亡人數相當稀少，如果用百分比來呈現的話數值會很小，所以我們使用每十萬人口的死亡人數；例如在 1991 年的人口普查當中，第一層社會階級 25-34 歲的男性每年的死亡率僅 0.00039。表 1.4 呈現死亡率急遽下降，特別是年輕男性和 RGSC 第一、第二階級的群體。其中 RGSC 第一階級裡最

表 1.4　1931-1991 英格蘭和威爾斯健康不均的趨勢：25-64 歲男性每一 RGSC 階級每年每十萬人死亡數

年齡	年份	RGSC 階級分類			
		I	II	IV	V
25-34	1931	288	283	360	374
	1951	147	112	172	224
	1961	82	81	119	202
	1971	65	73	114	197
	1981	54	62	106	204
	1991	39	57	96	187
35-44	1931	439	468	609	667
	1951	241	232	291	417
	1961	166	177	251	436
	1971	168	169	266	394
	1981	114	131	233	404
	1991	101	111	195	382
45-54	1931	984	1.021	1,158	1,302
	1951	792	706	725	1,041
	1961	535	545	734	1,119
	1971	506	564	818	1,069
	1981	398	462	728	1,099
	1991	306	314	545	916
55-64	1931	2,237	2,347	2,340	2,535
	1951	2,257	1,957	2,105	2,523
	1961	1,699	1,820	2,202	2,912
	1971	1,736	1,770	2,362	2,755
	1981	1,267	1,439	2,082	2,728
	1991	953	1,002	1,620	2,484

資料來源： Blane, Bartley and Davey Smith, 1997。

年輕的群體（25-34 歲），其 1931 年每十萬人口死亡數是 288，到 1991 年只有 39 人，減少了 86%；在 RGSC 第五階級也約下降 50%。如以 55-64 年齡層為例，1931 年 RGSC 第一階級的死亡率是十萬分之 2,237，

1991 年則降到 953，下降約 57%；但是在 RGSC 第五階級裡，從 1931 年的十萬分之 2,535 到 1991 年 2,484，僅有約 2% 的微幅下降。結果顯示，由於 RGSC 第一階級人口之死亡率降幅比第五階級幅度大，因此階級間不均的程度增加許多。

圖 1.1 是用圖解的方式顯示這個趨勢，讓我們更容易瞭解其變化，每一個小圖表示一個年齡層。因為年輕和老年族群的死亡率相差甚大，所以縱軸間距不同，其中某一年齡層最高（最大）死亡率的數值都是前一個年齡層的兩倍；以 25-34 歲年齡層為例，縱軸數值為 0 到 400，35-44 歲則為 0 到 800，45-54 歲為 0 到 1,600，以及最老的年齡層（55-64 歲）為 0 到 3,200。這些圖整體顯示，所有階級之死亡率皆有下降趨勢，不過，55-64 歲中 RGSC 第五階級的人口群則不同：事實上其顯示死亡率從 1931 年後上升，一直到 1991 年死亡率都無法回降到 1931 年的水準（*Blane, Bartley and Davey Smith, 1998*）。此外，每一年、每一年齡層都顯示階級之間有明顯的不均現象。不同國家有不同的測量健康不均方法，例如美國聚焦於教育、種族／族群之不同，並稱之為「健康不對等」（health disparity）。過去的死亡研究顯示，教育年數低於 12 年的美國人，於 1999 年之死亡率為每十萬人有 585 人，為教育年數大於（含）13 年者的兩倍以上（年齡調整後之死亡率為每十萬人有 219 人）。同年，每十萬美國黑人的死亡率是 1,147 人，也高於白人的 860 人（*USA, 2002*）。1990 年代後期，接受高中教育的美國人（高中畢業者）之平均餘命比未完成高中學業者多大約 5 年，而且美國白人比美國黑人多 6 年（*Wong et al., 2002*）。

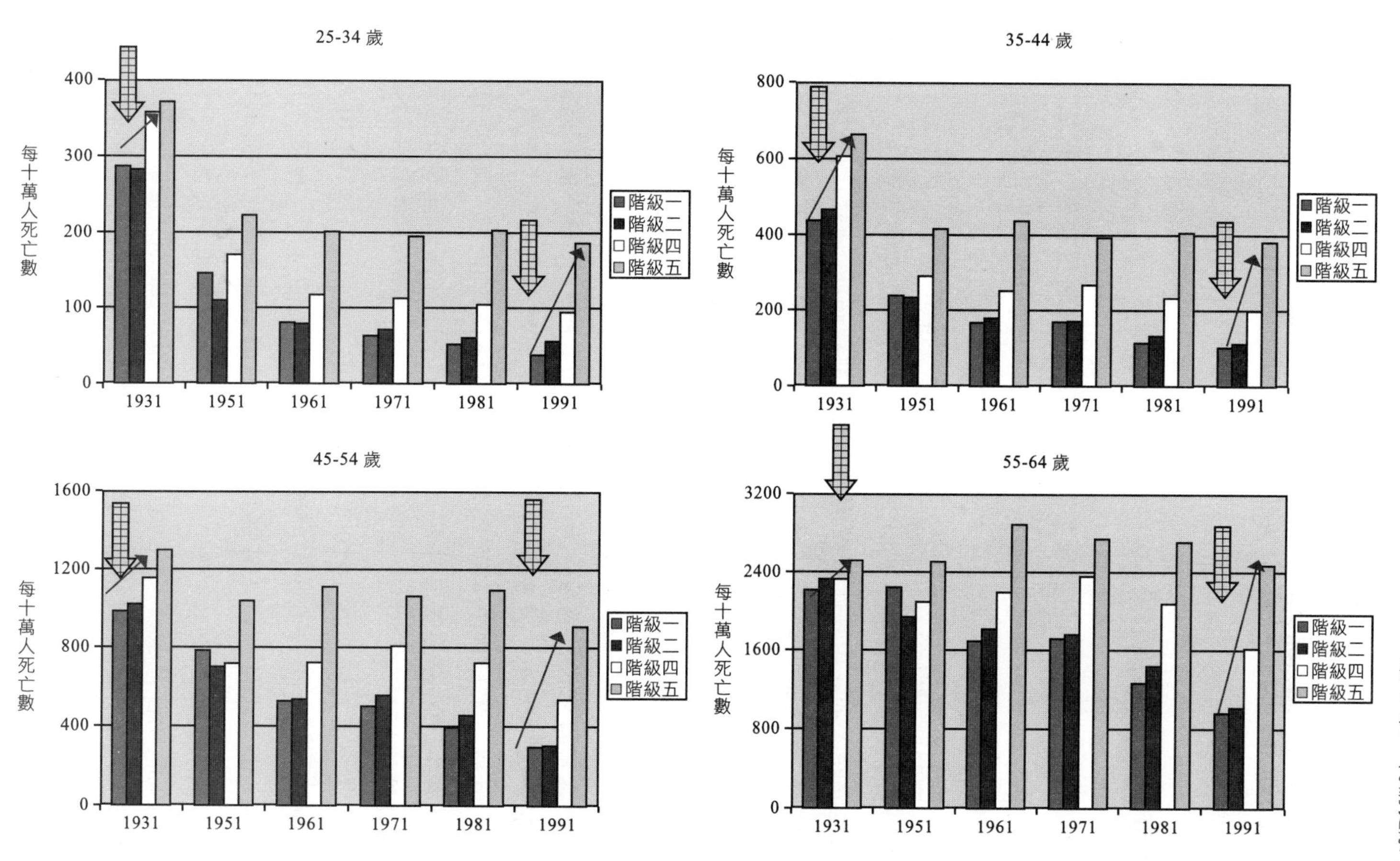

圖 1.1　1931-1991 年健康不均之變化

為什麼會有健康不均？

布萊克報告書的解釋

1980 年，布萊克報告書彙整許多官方的公共衛生報告，意欲建立健康和社會階級關係的整體論述，這些是過去即使是醫生也從未發現的現象。從 19 世紀以來，公共衛生的議題在政治上一直廣受討論，公共衛生改革者早已討論過傳染病可能是引起死亡率差異的原因，因此爭論政府是否該投資於下水道系統、飲水系統和公共衛生設備的建置上。而報告在觀察差異時，則注重在比較貧窮和富裕的地理區域、鄉村與城鎮之間，或商業城與工業城間的不同。這些早期的「環境衛生白皮書」（Sanitary Reports）因為需要花費大量納稅人的錢而受到高度的政治面討論，且研究的方法也受到嚴厲的批判；例如，是否水質較髒的區域其較高的死亡率，真是因為居民的階級不同？還是其實是由於當地的居民不好的飲水習慣以及缺乏居家清潔的緣故？

由於具有政治性的意涵，不同群體之間健康差異的事實和統計資料總是受到爭論，因此，優勢和劣勢群體間健康差異的情形，已為一個高度爭議的話題。英國的布萊克報告書中也有相同的討論。截至 1970 年代，環境衛生已被視為最基本的衛生政策，當時在報告裡彙集了兩個有意義的政治議題。第一個討論是，提供免費醫療服務的國民健康服務（NHS）之效果為何？在 1980 年以前，英國人民即享有超過 30 年、由一般稅收為財源之免費健康照顧服務。但是結果卻發現，健康不均不但依舊存在，而且即使每個人皆能擁有免費醫療照顧，不均的情形依然呈現上升的趨勢（*Morris and Heady, 1955*）。第二個政治議題是所得分配，儘管有累進稅制及社會服務供給，在 1970 年代的英國和其他歐洲福利國家中，所得不均仍然是一個事實。然而，所得不均的情況比起戰前已有所下降，但無法下降到足以影響平均壽命的地步。在一些時事評論者的觀點，有兩政策的實質意涵受到質疑：一是大量的公共財務花費在衛生服務上的金額，二是什麼服務應該由富有者繳較高的稅來支付。

布萊克報告書和所有 1980 年代之後的研究，對健康不均更進一步提出三種不同類型的解釋（*Blane, 1985; Davey Smith, Bartley and Blane, 1990; Davey Smith, Blane and Bartley, 1994*）。第一是建立在「物質」（material）基礎上的解釋：低所得和因低所得造成的影響是主要原因，這個解釋之相關研究將在第 6 章做更詳細討論。第二個的解釋是「文化與行為」（cultural-behavioural），強調低所得群體或是較弱勢階級有特定的文化或行為（第 4 章有更完整的討論）。例如，勞動職業者及低所得群體較易有相似的文化，這文化可能促成他們有相同行為，像是抽菸、不健康的飲食和較少的身體活動。基於某些理由，他們並未受到廣泛討論，我們也很少問：「為什麼在這些文化有階級差異？」。然而，如果健康差異實是由於文化因素而來，則所得不均這個棘手問題就不須費心了。

第三個對於福利國家健康不均現象的解釋是「選擇」（selection）。這個觀點有一部分與達爾文的「自然選擇」（natural selection）類似。人們通常認為獲得較高的所得或較優勢的職業，是藉由「適者生存」（survival of the fittest）的方式而得。簡單來說，亦即在童年和青少年時期較不健康者，到成人時期較可能處於弱勢的社會階級。所以富商、律師或醫生的小孩，假如他是一個多病的孩子，那麼他們最終可能會變成一個礦工或水泥工。因此，在階級與健康的關係中，社會階級本身沒有任何的影響。那些低薪者和勞力工作者較容易生病，是因為他們總是生病。此觀點之選擇論一般被稱為「直接選擇」（direct selection）（*Fox, Goldblatt and Adelstein, 1982; Wadsworth, 1986*）。直接選擇說有些問題，因為很難解釋從小或青少年時期就較不健康的人，長大之後竟然有較高機率從事礦工、建築或勞工等職業（*Fox, Goldblatt and Jones, 1985; Power et al., 1990*）。由於這個理由，因此產生一個較普遍但複雜的解釋觀點：「間接選擇」（indirect selection)(*Blane, Davey Smith and Bartley, 1993; Marmot et al., 1997; van de Mheen, 1998*)。是否人們擁有較少的良好健康「潛能」(potential),使其落入較弱勢的社會階級?是因為較高的智力、較好的適應能力或是較穩定的人格特質,使其進入較高社會階級的職業嗎?就官方統計之社會階級定義,這個解釋似乎相當合理,在生命早期具有較高智力和體能者,較容易取得高薪、高社會階級和高技能的工作,而且這些人轉而在社區裡擁有較高的「社會地位」(standing in the community)。這些人也較有能力管理自己,包括消費行為、休閒活動以及醫療服務的使用。此種「選擇解釋」的政治意涵,與文化行為解釋是相仿的:所得、住屋狀況、壓力或是有害的工作狀況的不均都不是重要原因(見圖 1.2)。各種選擇的解釋,將在後續的章節透過理論架構的討論來呈現。

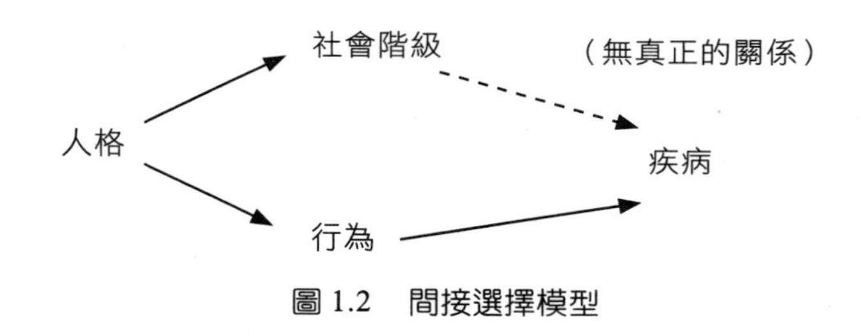

圖 1.2 間接選擇模型

基因上的解釋

有兩個理由使布萊克報告書認為基因不是健康不均的來源。首先,由於過去人們對於人類基因組的排序並沒有像現在這樣感興趣;其次,在 25 年前當這項工作開始著手進行時,納粹大屠殺的悲劇仍記憶猶新,當然也烙印在那些經歷二次世界大戰的研究者心裡。希特勒以為,人種的差異是由於生物性遺傳,因此展開種族滅絕及屠殺失能者的政策。在 1970 年代,很少社會科學家認同社會及經濟弱勢者容易生病,是由於遺

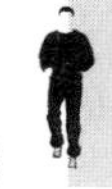

傳不佳的基因所致。相反的，法西斯主義（Fascism）的失敗，伴隨而來的是提供弱勢群體有更好的生活及工作環境政策，以及對社會不均做更廣泛探究。前段所談的「選擇」論近似於基因對健康不均的解釋。即使如此，也不能宣稱造成人們變窮和較短壽命的疾病是遺傳來的。然而，時代變遷，我們不得不提醒，健康不均可能有一部分是源自於基因。

當觀察表 1.2 階級間的相似性，我們可以發現符合基因理論的最佳範例。在表中，我們看到從 1920 年代到 1990 年代這 70 年期間，所有社會階級的年輕男性以及較優勢階級的老年人口之死亡率都明顯下降。由於基因專家宣稱，人或動物群體基因的改變必須經過許多世代的演變，因此在表 1.2 所呈現的死亡率變化是不可能因基因改變引起，這類的變化只可能在環境巨變下發生。

欲運用基因學理解健康不均，應考量基因實際上是如何運作。Holtzman 曾對健康不均是因遺傳而來的問題做清楚且完整的說明（*Holtzman, 2002*）。為了簡述其主要觀點，我們先提出一個假設：當一個人具有某些令他成為優勢社會群體一員的特徵時，這些特徵是「受基因決定」（caused by a gene）的。一個基因擁有好幾個染色體，假如某個基因決定眼球的顏色，就會有一個染色體決定是否為藍眼球，另一個決定是否為棕眼球，以此類推。每一個染色體都形成一個蛋白質的密碼（code）或決定因素，轉而影響一個人的眼球顏色。此蛋白質本身的影響力不僅複雜，影響的類型也相當多樣化，依所討論的特性而有所不同。例如蛋白質的作用可以像酵素（促進某些其他化學反應）一樣，或說它的作用像是賀爾蒙或是其他分子的輸送者。有時候一個染色體則會使另一個基因的運作與它原本的作用有所不同。因此，即使你遺傳了一個特定基因的染色體，它讓你不容易得某一種疾病，但那也只代表你比那些其他地方都與你相同的人較不可能得到這個疾病而已。這是因為單一染色體的作用是受到其他各式各樣的基因的影響，就環境而言亦然。Holtzman 提出一個特別的例子，是有關女性有易罹患乳癌的 BRCA 染色體，其罹患乳癌的風險比較。如果擁有此高風險染色體的女性出生在1940年之前，有38%的機率會得到此疾病，但是若出生於1940年之後卻高達69%。沒有人知道這原因何在，雖然在有和無BRCA基因的女性其罹病風險的差異可以「歸因於基因」(due to genetics)，但擁有相同基因的女性如果出生年代不同，其罹病風險差異仍是無法歸因於基因。不可否認，基因差異的程度，似乎也受到快速變遷的環境或生活型態的影響。

由於基因實際運作的複雜性，因此很難宣稱某些複雜的特性會因為遺傳而更普遍存在於某個社會階級。假如我們著眼於領導潛能(leadership potential)或智商(intelligence)等特質，這些包含很多的基因及其之間複雜的關係，即使一個人的高所得是由於某些基因影響，也很少有機會能將這些基因全部遺傳給下一代。所以若健康不均是遺傳而來，不只是要有「好的」(favourable)心理特徵，還要能將好的健康狀態從一個世代遺傳到下一個世代，這機會是更加不可能。

然而健康不均的觀念依舊存在人們的心中，此乃由於某些人確實比其他人有錢、有權力和有地位，他們也同時比較健康。過去健康不均的研究及本書重複出現各種形式的研究，大部分是有關「選擇」的議題，這些是在討論一個人之幼年或出生時之特質對健康不均的影響，類似的討論案例也適用於思考遺傳造成之健康不均。

當代社會與環境解釋模型

從1980年代至今，有三個解釋健康不均的理論持續發展，國際上也愈來愈多相關的研究與討論，這些內容會在後續的章節詳細說明。第一個理論模型是心理社會模型(psycho-social model)，此模型主要在分析工作、家庭或低社會地位引發的壓力對個人的心理狀態之影響(*Schnall, Landsbergis and Baker, 1994; Elstad, 1998; Theorell et al., 1998*)。即使某些強調「物質主義（materialist）因素」（例如工作條件等）是主因的研究者也認為，化學物、有毒氣體和其他危險因子並不足以解釋優勢或劣勢工作者間之健康差異。在沒有工業危險因子的辦公室工作人員，他們彼此的健康與平均壽命依然差異很大（*Marmot et al., 1991*）。根據這個心理社會模型，不管是檢視個人目前或早期生命歷程中所處環境時，至少都要將造成個人心理壓力的原因，視為物理危險因子。這些壓力更可能來自於工作環境中的社會性特質，而非物理環境因素；例如工作中員工所擁有控制與自主權的多寡（*Bosma et al., 1997*）、例行工作的狀況、工作夥伴的支持（*Johnson et al., 1996*）以及與上司的關係等（*Lynch et al., 1997a*）。員工是否感受到在工作上獲得適當報酬，也是另一關心的重點（*Siegrist et al., 1990, 1992; Bosma et al., 1998*），這些研究將會在第 5 章加以討論。

有關心理社會模型的更多證明是來自於比較不同程度之所得不均的群體其健康差異情形。Wilkinson 與其他研究者（*Kaplan et al., 1996; Wilkinson, 1996; Kawachi et al., 1997*）已證明，當群體間富有者與貧窮者所得差異愈小，群體的健康狀態較好、平均餘命也較長。其中一個解釋是，在經濟較平等的社會中，其社會關係會有助於健康。其他有關所得不均與健康相關的研究將在第 8 章詳細的解釋。

心理社會模型提供所得分配之研究，在個人層次與群體層次間相互整合解釋的可能性。也許影響健康的關鍵並不在於所得多寡，而是我們感受到的社會地位，此社會地位受到「有多少人所賺的收入比我們所賺的還多」而左右。同樣地，影響健康的原因也許並不是薪資的高低或工作的物理環境因素，而是取決於日復一日相同的工作狀況以及同事的關係。任何人都可能有相似經驗：相較於具有挑戰性及滿意度高的工作，當我們很難掌控每天工作的狀況，且同事間無法相互支持，這種工作環境給人的感覺是很差的。相同的，處在大多數人都是購買二手車、批發物品與廉價衣服的社會中，或是並非由物質決定聲望的社區時，生活比較不會感覺到壓力。

從 1990 年代開始，許多學者開始使用生命歷程的觀點來解釋健康不均，在 1980 年代英國的布萊克報告書並未提出，只因為缺少適當的資料。英國出生世代調查（The British Birth Cohort studies）與其他長期追蹤調查資料都是蒐集受訪者很長一段時間的詳細資料，有些甚至從出生就開始。以下介紹英國五個主要的長期追蹤資料：1946、1958、1970 與 2000（千禧年）年出生的世代追蹤資料，以及 1971 年所有年齡層的大樣本資料。其實「生命歷程」的取向不僅僅是新的一種健康不均之解釋，也使得舊的方法有新的突破。其中一個重要的觀點是，認為一個人健康的好壞，會受孩童時期甚至是還未出生前的情境所影響（*Barker, 1992; Barker and Clark, 1997*）。一開始研究者分析是否孩童時期易患病，成人之後就比較可能從事低技術性的工作（*Wadsworth, 1986, 1997; Power et al., 1990*）。在世代調查的資料中，是可以利用孩童時期健康的資料，預測未來成年期的社會地位、所得和就業情形等；儘管困難重重，它也可以測量所謂「間接選擇」的相關因子。也就是我們可以檢驗下列的現象，即使孩童時期是健康的，但若有不良的行為，成年後較可能會處於社會與經濟上較弱勢的位置，甚至發展出不良的健康行為（*Caspi et al., 1998*），第 7 章將會有詳細的介紹。

新物質主義的觀點（neo-materialist' explanation）在解釋健康不均上，比較少關注個體層次。如同 Wilkinson 與研究同僚之所得不均的研究一樣，此分析方法聚焦於整體社會以及社會的差異。新物質主義著眼於社會中社會政策及組織的差異（*Davey Smith, 1996; Lynch, 2000; Osler et al., 2002*）。整體來說，貧富差距較小的國家，提供較慷慨的福利津貼給失業者；這些國家也擁有較好的公共衛生、教育和大眾運輸系統。在這類國家中，窮人因此未被排除在合理水準的教育、健康與社會參與之外。藉由比較國家間不同的健康狀況與其政策的差異，我們可以瞭解，提供高水準的公共服務、充分的福利津貼或年金制度中，哪些是促使健康不均的重要因子。

健康服務的提供可視為新物質主義因子。愈強調平等主義的國家，就愈可能會提供較佳的健康服務給窮人，然而，至今的研究並無法證明健康服務本身是健康不均的重要因素。雖然有些學者不同意（*Colgrove, 2002; Link, 2002*），McKeown（*1996*）的研究指出，從 19 世紀及 20 世紀初期一些致死性疾病（例如傷寒及肺結核）死亡率的減少是發生在有效治療發明前。而醫師人口數、醫院病床數或者高科技醫療似乎都不是造成健康不均的重要原因。誠如本章一開始提到，英國的布萊克報告書對於國內實行國民健康服務之後，健康不均依然加劇的狀況感到非常驚訝；所有的國民都可享有最好的免費醫療服務，但是卻對於減少健康不均毫無幫助。不過在醫學科技進步的現今，這個結果可能有所不同。然而，現代工業社會中，造成大部分死因或失能的原因，其致病過程都相當長，當我們發現時（例如心臟病與腫瘤），常常是來不及治療了。這些疾病必須以早期預防的方式克服，例如保護避免處於危險的環境及生活型態。

也許新物質主義最重要的因子是提供低收入戶公共補助住宅費用的標準。但很遺憾的，很少有將住屋品質視為病因之一的研究（*Lloyd, 1991; Eng and Mercer, 1998*）。接下來，我們可以看到學術界中討論類似問題的弔詭之處，為什麼在歐洲，或者南方地中海國家（例如：西班牙、義大利與希臘），他們的健康不均程度似乎比較小（*Kunst, 197; Mackenbach et al., 1997*）。這些國家並不特別富裕或崇尚平等主義。一般的解釋是這些國家的「地中海飲食」使然。當然，氣候也會有影響，比起其他北方國家，便宜的房屋對居住者來說並不會太冷或太潮溼（*Blane, Mitchell and Bartley, 2000; Mitchell, Blane and Bartley, 2002*）。

以新物質主義來分析「所得不均較小的國家，其人民健康較佳」的原因時，能對任何所得群體的小孩提供的高品質的教育、休閒與運動設施與大眾運輸系統等政策都是主要的貢獻因子。特別的是，平等主義國家對於父母與小孩的福利有較多關注。有鑑於最新的研究顯示，早期的生命會影響到健康狀態，甚至持續到中年或老年，因此這些政策是相當重要的（*Wadsworth, 1997; Kuh and Ben-Shlomo, 1997; Davey Smith et al., 1997*）。這可能是這些新物質因子在人生命的各個時期產生了影響，因此即使一個人遭遇一次的困境，也不會落入惡性循環的結局（*Bartley, Blane and Montgomery, 1997; Krieger, 2001*）。舉例來說，即使婚姻破裂，也較不會落入貧窮；即使失業一陣子也不會沒有足夠的錢支付家中的暖氣費用。這些概念，我們統稱為健康不均之「生命歷程政治經濟學」（a life-course political economy）。

綜合 1970 年代英國的布萊克報告書及現今的研究，可以將健康不均的解釋分為四種類型（表 1.5）：物質模型、文化－行為模型、心理社會模型與生命歷程模型。但是這些解釋並非互斥，而且我們必須要一一的瞭解這些模型的意義再加以整合運用。例如生命歷程累積模型，指出人們整個生命中的所有危險因子會累積，而且其風險暴露量是與一個人在社會中的位置息息相關的；個人在某一群體長期累積的經驗是決定個人社會階級或地位或所得高低的重要因素。生命歷程模式中社會對健康的影響提出，舉凡現在、孩童時期或父母具有較良好的物質生活條件或社

表 1.5　社會不均與健康關係的解釋模型

	解釋模型				
	物質模型	文化－行為模型	心理社會模型	生命歷程模型	政治經濟模型
影響因子	個人所得決定飲食、居住品質、是否居住在受污染的環境，以及是否從事危險工作。	由於信仰、規範及價值觀的不同，社會劣勢者，有較多的飲酒、抽菸以及較少的休閒與運動。	在工作及家庭的地位、控制及社會支持、努力與報酬的平衡都會經由對身體功能的衝擊而影響健康。	出生前以及童年時期所發生的事件都會影響一個人的生理健康及維持健康的能力。而且健康和社會環境會隨著時間而互相影響。	政治的資源和權力的分配會影響服務的供給、物理環境的品質及社會關係。

會心理優勢，就會有比較高的機會更健康以及更長壽。相同的，每個不良的物質生活條件，將會提升生病與壽命變短的風險。健康不均之生命歷程政治經濟學將人一生中的各種風險暴露，視為是由社會與經濟政策及體制所建構而成。

現階段在大多數經濟已開發國家，這些不同的解釋方式形成瞭解健康不均的基礎，雖然這些健康不均之模型都已經變得愈來愈複雜，但是還是存在許多無法理解的部分；事實上，「不均」本身的意義就不是很明確，而且此名詞用法也不一致。同時，「優勢與劣勢」的定義也是令人質疑的。由於「優勢」（advantage）或「特權」（privilege）二名詞相似，所以在本書中將持續使用。但是，「缺乏」或「擁有」一個物體或特質（例如一輛車或者出色的數學能力）並不算自身的優勢或劣勢，這是要立基於個人的所得、物質財產是如何分配。這些個人擁有的所得或財富可能影響社會上的價值或規範或反之受其影響，而這些價值或規範有可能同時地去影響經濟和社會政策，然後再度造成已有或沒有這些價值與規範的人的差異。

第 2 章將討論三種主要社會經濟不均的形式：財務（所得或財富）、就業情境及聲望。這三種不同的形式，儘管可能有相關，但對健康有不同的影響。由於某人可能在其中一個形式是較低，但在其他一種或兩種是中等或較高的，所以必須將三種效果結合起來探討。但是為什麼這三種形式對健康不均有不同的意義？第 3 章將會概要介紹健康不均的研究中常用的方法，目的就是要讓讀者更容易評估最初有關健康不均的研究。第 4 到 7 章是詳細的解說各種解釋模型：行為、物質、心理社會與生命歷程。第 8 章討論一個不同但重要的健康不均研究的面向：不同地區或國家其所得不均的程度與健康和預期壽命的關係。第 9 章和第 10 章延伸各解釋模型，來瞭解健康之性別差異，以及族群、國家和宗教團體歧視對健康的影響。最後，第 11 章檢視健康不均之研究結果，在某些國家如何被運用於社會以及衛生政策的規劃上。

不均與身分認同

這本書的目的並不是介紹一個普遍的健康不均理論。確切地說，是提供讀者能瞭解、評估其他研究者之評論及內容，並且在融會貫通之後，能有自己的解釋。當然，每一研究者必須承認本身都有自己的理論基礎與成見，當然作者本身也有自己的察覺：在生活水準與整體健康逐漸提升的現代，為何健康不均依然存在？這些想法都存在個人身分認同的辨證當中（*Bunton and Burrows, 1995; Langman, 1998; Howard, 2000*）。

身分認同容易轉換且多變，因此通則化是危險的（*Giddens, 1991*）。但是在「心理社會」與「行為」模型裡，甚至是金錢這個重要的因素，都有某些身分認同的根源（*Siegrist, n.d.*）。如果一個人的自我認同都來自穩定的「重要生命角色」的維持（*Siegrist, 2000*），像是當一個工作者、當一個配偶或父母，以及在適合安定的社區被接受，因此維持這些自我身分的認同不需要很大的成本；但穩定性的成本可能是很高的，例如職業選擇的限制、性別行為或性向等。當沒有被安定的社區接受，或者個人不願意去接受一些受約束的行為時，自我認同就必須依賴一些外在象徵的表現，這些外在象徵是經常需要重複與更新。人們僅是「做自己」，並未注意到與生俱來的價值。有傳統角色束縛的大城市都很喜歡擺脫它，但是另一種型態的社會束縛也可能會引起其他社會上的問題。這樣的情境更可能增加多數物質商品的重要性及文化徵象式的商品，因此生活在價值支離破碎的社會裡其實是很昂貴的。

各種的不均都可能支持或威脅到身分認同。較高聲望足以保護短期的負面事件的影響，例如即使居住在失修公寓裡幾年，也不會對一個來自中產階級家庭的學生造成威脅。因為他知道現在犧牲生活品質，是為了將來能擁有滿意的、高社經地位的長期事業。工作環境中的安全與自主權能支持個人自身價值，即使是非高所得或高社會地位者也是。但是所得呢？如前所提，所得可以決定取得多少聲望與安全。從其他例子來

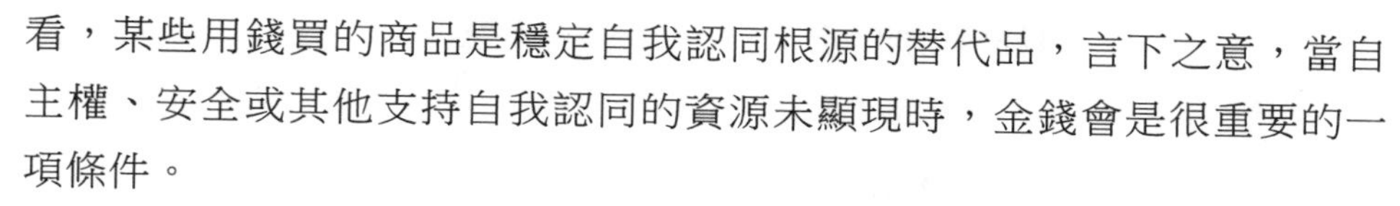

看，某些用錢買的商品是穩定自我認同根源的替代品，言下之意，當自主權、安全或其他支持自我認同的資源未顯現時，金錢會是很重要的一項條件。

當社會逐漸現代化，宗教、家庭的機構式規範及種姓制度或宗族解放，以及非主文化及族群之未成年男性的自由漸漸增加。因此，維持穩定的身分認同逐漸變成一個問題。社會整合需要時間，並致力於維持穩定的身分認同。就位於支配位置的人而言，傳統上，身分認同的維持有賴於運用優勢權力的能力，而且對每個人而言，這種在職場或社會的優勢權力是由於女性全時投入家庭照顧中，使這些人沒有後顧之憂，而能在職場或社會擁有一席之地。若傳統支配形式瓦解，則女性將花較多的時間在有薪資的工作及公領域（public sphere）中，這就是現在所看到的改變的現象。當個人自由增加時，所有的人，包括男性、女性、老人與小孩都應致力於創造及維持值得稱讚的自我認同的關係上，這些能確保提升內在的自我調節、個人自我認同管理及創造屬於自己的社區。

在此，生命歷程取向再次提供一個理解的好方法，出生家庭若給予個人足夠的內在安全感與建立及維持良好關係的能力，即使在約束鬆散的社會中，也能享受較少約束的社區所帶來的自由（*Beck, 1992*）。內在安全感較低的人會被大眾媒體影響自我認同；對這些人而言，若生活比較不富裕，較易有悲慘的自我認同；如果自尊來自於擁有象徵性的物質上，則物質對這些人而言就會比營養或溫暖還重要。在經濟或財務不安全時期，模仿文化的成本及大眾媒體的形象將決定健康受創的程度。

瞭解動態性的健康不均之方法在於，社會參與對自我認同的關鍵，以及社會不均對社會參與成本的影響。但較大的社會不均會造成額外的影響，亦即，不均的經驗對消費「改變心情物質」（mood-altering substances）的影響，包括像海洛因、古柯鹼及酒精。1980 年代初期，Cameron 與 Jones 兩位學者將酒精與菸草命名為「安慰的藥物」（Drugs of Solace）（*Cameron and Jones, 1985*）。醫生與衛生教育者認為酒精與菸草是一個「問題」，但是對使用者而言，酒精或菸草是解決問題的方法。為此作者認為有必要為「舒適食品」（comfort foods）加上一個更寬廣的定義：只要是使用了即能舒緩不確定感及隔離感的物質都可以稱之為舒適食品。

在某特定的年齡層中，為造成健康不均的自我認同的掙扎是很重要的，例如，很多的青少年會沉迷昂貴的消費品、抽菸以及吸食禁藥，因為這時候所養成的身分認同是最緊急但結果是不明確的。等他們長大後，一些家庭社會（或情緒性）背景較好的年輕人，會藉由工作與穩定的人際關係而得到身分認同的依歸。有很多的情境會造成成年時身分認同的困境：例如與父母疏離的關係、無法找到足以讓他獨立生活的工作，是兩大最常見的狀況。在極端情感疏離及混淆的背景下，即使很有錢或貴族的家庭，也無法讓小孩產生明確的身分認同，例如媒體中所謂的明星、富裕家庭及貴族常見到有一些自殘行為。

接下來讓我們來瞧瞧不同國家的經濟和文化脈絡之下，整合生物的、心理的和社會的優劣勢模式，是否足以瞭解目前有關健康不均的研究。每個人在其一生會經過許多不同的情境，這些都將對未來的健康與平均餘命造成影響。這研究的挑戰就在於找到適當的測量及適當的方法，以將這些因素建立一套因果模型，我們因此應該有能力從建立因果關係模型開始，並同時發展減少健康不均的策略。

第 2 章

社經位置的測量

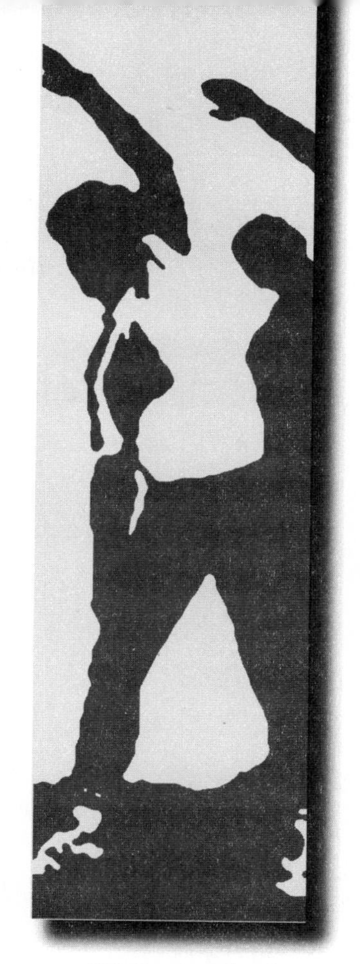

Health
Inequality

這本書想傳達給讀者很重要的概念之一，就是使用過度簡化及不完整的社會位置及情境的概念及測量是相當危險的。透過不同的研究文獻我們可以發現，測量社會位置（social position）的方法有許多種，而其定義也不逕相同；除了某些特例外，基本上「社會階級」（social class）、「社會地位」（social status）與「社會經濟地位」（social-economic status）等詞語還是會被交替使用。大部分使用這些名詞作為測量依據的原因主要是基於便利性，或者是在研究影響健康不均重要因素時，無意中興起的概念。就便利性來說，一般在研究資料的取得上，大型的國內及國際資料庫中，並沒有太多的資料可以選擇成為一個適當的測量變項；而專為健康不均研究設計的調查資料，研究者便可以從清楚界定的假設中定義各種測量值（包括社經地位）了。接下來我們還要考慮其他問題，像是有哪些因素會對健康不均產生重要的影響？或者，如何真實的測量重要的影響因素？

如果在研究的過程中對於「社會經濟位置」的定義不夠明確，或者在測量方法上不夠謹慎，都有可能導致最後的研究結果無法解釋社會環境是如何影響健康情形的機制。換句話說，如果沒有清楚定義「不均」（inequality）的類型，想要追蹤社會不均（social inequality）對個人健康影響的路徑，成功的機率是微乎其微的。就像 Breen 與 Rottman 兩位學者所提到的：「雖然許多現象（像是健康）的階級差異是非常明確，但我們並不能指出為什麼會產生。如果我們不能將其中的機制分析出來以解決階級不均的政策，就是一個無效的工具。」（*Breen and Rottman, 1995: 461*）研究健康不均的文獻中，受到氾濫的個人社會地位及情境名詞而困擾，像是「社會階級」、「社會地位」以及「社會經濟地位」。就像其他測量一樣，不同的名詞都有不同的測量方式，例如：在某些研究中「社會階級」是利用教育程度來測量，而「社會地位」有時相當於教育或所得兩個面向。所以我們首先的任務就是去澄清這些不同的概念與測量方式，並且在兩者之間建立一致性的連結。

首先，澄清社會位置與情境的定義及測量的方法是先分辨「社會階級」、「地位或聲望（prestige）」、物質生活水準（包含所得），以及以家戶或個人所擁有物資為基礎的測量方式。很明顯的，「所得」這個變項可以用不同的方式詢問，例如英國人口普查資料裡，以詢問「資產」來代替所得，像是是否擁有房子、車子，以及家中的其他設備等。然而，測量「階級」與「地位」的方法是比較有問題的。

在這樣的情況下，本書利用兩個名詞定義個人在社會和經濟結構中所處的位置，一為「社會經濟位置」（Social-Economic Position, SEP），其中包含了「階級」、「地位」以及物質資產之測量；另一為「社會位置」來表示「階級」與「地位」。這些詞彙只是方便我們用來思考一些事物，並不表示它能完全的表達真正的意涵。舉例而言，雖然一個人在所得梯度（相對所得）上的位置可能因著所得高低而定，但「所得」與「資產」仍舊不能完全代表是社會位置（Position）的類型。例如，兩個所得相同的人，雖然其經濟情形相同，但不管他們是否都擁有房屋、車子、中央空調與電腦等等物品，其「社會階級」、「地位」或相對所得之「社會經濟位置」（SEP）可能不同。因此，本書使用「社會經濟位置與情境」（Social-Economic Position and Circumstances）來涵蓋「階級」、「地位」、相對所得（位置）、絕對所得及資產數量等。

我們應該也要注意到社會位置的測量基礎，並非測量個人特徵，而是測量個人的職業特性。因此產生一些問題，最大的問題就是對於那些無給職的照顧者、退休者，以及那些從來都沒有職業或很久以前有短暫工作的人，很難將他們的社會位置做適當的歸類。當然，我們是可以根據他們的所得分類，依相對所得賦予他們一個「社會經濟位置」（SEP）。

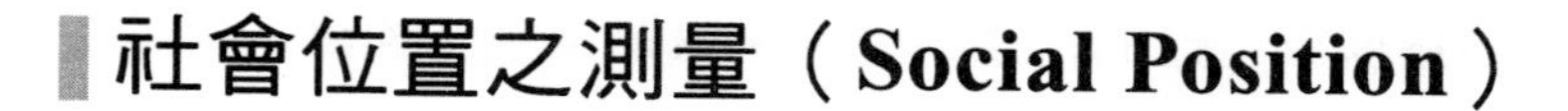

社會位置之測量（Social Position）

通常表示社會位置有兩個方式：「社會階級」與「社會地位或聲望」。在許多研究中這兩個名詞的概念互相交替使用，但在健康不均的研究漸漸察覺，這兩個概念所表現的不均與健康或疾病的關係並不相同。所以當我們瞭解什麼樣的地位或聲望該被測量之後，便可以清楚的辨別這些面向對健康的影響及機制為何。

社會階級

長期以來社會學對於社會階級的觀點，不論是本質或是在測量方法上，都有很多的討論。社會階級的測量是建立在社會結構理論上：研究者選擇自己所偏好的理論，實踐在測量社會階級上。Marx 與 Weber 兩位學者的階級概念是兩個最著名的社會結構理論。他們根據典型就業情況與工作關係，將不同職業分為不同的群體，這些不同的群體即代表不同的社會階級。兩門學派因此認知到兩件重要的事：第一，資產的擁有，例如房地產、工廠或公司等，可以決定一個人是否需要工作；身為擁有一個事業、一塊土地或其他有價值資產的資本家，可以讓人不用為薪水而工作。第二，那些需要為薪水工作的勞動者與資本家及管理者，或管理者與勞動者之間的關係，是社會階級的重要特色。

美國社會學家 Erik Olin Wright（*1985, 1997*）設計一個階級體系，他認為首先得要區分擁有及未擁有資產者；而第二個分類原則是「組織性資產」（organizational assets）的觀念，假如某些職業的人可以運用職位本身的權力來掌管其他人的工作，並因此獲益的話，就是擁有較多的組織性資產。舉例而言，管理者的控制可以從其管理員工所付出的努力中獲得許多好處，並且也不需要回報給他的屬下，這就是所謂的「組織性資產」。我們都知道許多公司經理都可以從屬下表現優異的業績中居功，

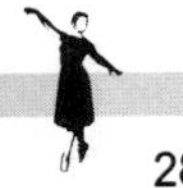

也能囊括員工的想法作為自己的創意，為其未來職業生涯鋪路。第三個分類原則是「學歷或證書的技能」（credentialled skill，執照認可的技術），在 Wright 的觀點中，執照認可的技術類似於「資產」，特別對那些沒有田地或工廠等資產的人來說，學歷或技能是個人（自身）擁有的，也可以在勞動市場中提供買賣。因而擁有這些技能或證書的人，可以有兩種方法來改變他們的階級位置：他們可以藉由證照或技能而獲得具有高度「組織性資產」的職位，意即他們所擁有的技能，在某些程度上能夠運用屬下為其生產工具；或者藉由這些學歷（證照）或技能，人們可以讓自己成為獨立或準獨立的專家，如此他們就不會被那些擁有組織性資產的管理者所剝削。在《*Classes*》一書中 Wright（*1985*）建構 12 種階級體系，見表 2.1 (a) 與表 2.1 (b)。

在英國社會學和政策研究上（即使不是在健康相關研究上），社會階級的定義是廣泛的使用以 Weber 的研究為基礎，而非 Wright 的分類架構，即使這兩位古典理論學者的理論是相當相似的（*Marshall et al., 1988*）。

表 2.1 (a)　Wright 的階級分類架構：擁有生產性資產者的分類

	社會階級
‧擁有足夠的資本僱用員工，自己可以不用工作	中產階級
‧擁有足夠的資本僱用員工，但自己仍需工作	小雇主
‧擁有資本可僱用自己，但請不起其他人	小自營業者

表 2.1 (b)　Wright 的階級分類架構：無生產性資產者的分類

技能／證書資產	組織性資產		
	高度	中度	低度
高度	專業經理人	部分證照經理人	無證照經理人
中度	專業督導人	部分證照督導人	無證照督導人
低度	非管理階級之專業人士	部分證照勞工	勞工階級

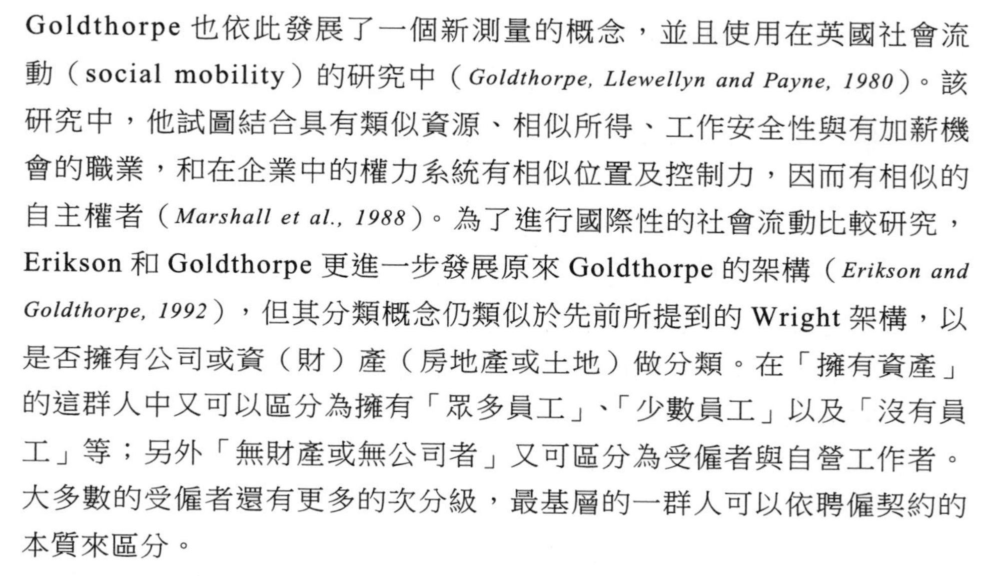

Goldthorpe 也依此發展了一個新測量的概念，並且使用在英國社會流動（social mobility）的研究中（*Goldthorpe, Llewellyn and Payne, 1980*）。該研究中，他試圖結合具有類似資源、相似所得、工作安全性與有加薪機會的職業，和在企業中的權力系統有相似位置及控制力，因而有相似的自主權者（*Marshall et al., 1988*）。為了進行國際性的社會流動比較研究，Erikson 和 Goldthorpe 更進一步發展原來 Goldthorpe 的架構（*Erikson and Goldthorpe, 1992*），但其分類概念仍類似於先前所提到的 Wright 架構，以是否擁有公司或資（財）產（房地產或土地）做分類。在「擁有資產」的這群人中又可以區分為擁有「眾多員工」、「少數員工」以及「沒有員工」等；另外「無財產或無公司者」又可區分為受僱者與自營工作者。大多數的受僱者還有更多的次分級，最基層的一群人可以依聘僱契約的本質來區分。

Erikson 和 Goldthorpe 將聘僱契約分成「服務契約」與「勞動契約」兩種。「服務契約」是屬於管理性或專業性的工作，這類契約的受僱者是受到信任的：也就是他們的工作不能用時間監控或產量如何這種簡單的方式來管理。為了激發工作績效，雇主要提供有保障的工作、調升薪資，及有發展的生涯為誘因，以激勵員工提供優良的及具忠誠度的服務。另外，這類受僱者也會有相當程度的指揮權力，包括對其他工作人員及本身工作的自主性。這類的受僱者通常是月領固定薪資、分配公司部分的利潤、不須打卡上下班。相較之下，使用「勞動契約」的員工就比較好監督，他們擁有較少的工作自主權，且受到嚴密的管理以及有固定型態的工作。薪資大多數以工作時數計算，很多時候，是以某段時間內的生產量作為薪資支付準則（例如以量計價及利潤計價），所以較少有生涯發展，沒有年度薪資的調整，而且工作較不保障。如同 Wright 的分類架構，Erikson 和 Goldthorpe（E-G）的分類準則認為許多職業混合了以上這些不同的條件，所以決定哪一種職業比較能代表其中所含的本質是在階級分類上很重要的部分（*Evans, 1992*）。

Erikson-Goldthorpe 分類準則

1. 高階專業經理人、行政人員與公務員；大公司的經營者或管理者。
2. 低階專業經理人、行政人員與公務員；高階技術員；小公司的經營者或管理者；非勞力的督導者。
3. (a) 高階例行性非勞力的工作者。
   (b) 低階例行性非勞力的工作者和服務業者。
4. (a) 小型企業主與有員工的自營業者。
   (b) 擁有少數員工的雇主與沒有員工的自營業者。
   (c) 自有土地的農民與初級產業自營業者。
5. 低階技術員與勞力工作者之督導員。
6. 技術性勞力者。
7. (a) 半技術性以及非技術性的勞力者。
   (b) 農業以及初級產業勞力者。

如同在 Wright 的分類一樣，雖非以證照來區分，但 E-G 分類的社會層級的準則使用了技術的概念。Wright 認為區分「白領與藍領階級」或「勞力與非勞力」並不是很實用，但「勞力與非勞力」的區分在 Erikson-Goldthorpe 的分類架構中明顯可見。

E-G 分類架構中，受僱關係及情境是社會階級定義的原則，目前已被發展成為新的分類架構，並在 2001 年英格蘭、威爾斯與蘇格蘭的人口普查被使用，它就是著名的國家統計局社會經濟階級分類（National Statistics Socio-Economic Classification, NS-SEC），這更新了 E-G 之前的分類方式，重要的是，「技能」及「勞力與非勞力」的區別已消失在此分類原則中，因此，整個分類邏輯界定得更清楚；包括：薪資的領取時間（例如論月、論週、論日或論時）、規律性加薪、工作保障性（一個月以上或以下）、員工是否擁有決定何時上班與下班的自主權、晉升機會、對工作的規劃之影響程度以及規劃自身工作的程度（*Coxon and Fisher, 1999*）。這個 NS-SEC 分類法在政府官方統計及研究上廣泛地被使用，我

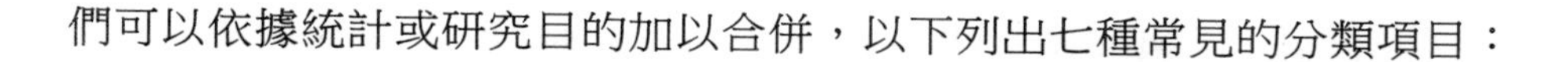
們可以依據統計或研究目的加以合併，以下列出七種常見的分類項目：

國家統計局社會經濟階級分類
（National Statistics Socio-Economic Classification）

1. 高階管理人與專業職業者，包含大工廠的雇主、高階經理人、受僱或自僱的專業人士。
2. 低階管理人員、專業人士者與高科技的職業者。
3. 中階職位者（例如沒有介入規劃責任及監督，但擁有高度工作保障、職業前途和某程度的工時自主權的事務員、行政人員、銷售員）。
4. 擁有少數員工的雇主與自營業者。
5. 低階技術性的職業者（擁有少許規劃自己工作的責任）、低階督導職業（有些督導的責任，但是並非整體計畫的重要角色，且對自己的工時有較少的自主性）。
6. 半例行性職業（中等程度的工作保障、較少的生涯前景、沒有調薪制度以及對自己的工作有少許的自主性）。
7. 例行性職業者（低工作保障、沒有生涯前景、應受嚴密監督的例行性工作）。

很多實證性的研究在於討論如何把不同的職業分類到不同的社會階級中，1997 年英國勞動力調查（UK Labour Force Survey），利用涵蓋七個分類準則的問題去詢問 6 萬居民，就這樣，依每一職業的成員對這些問題的回答，將職業分成不同的社會階級。例如：在生物科學家中 78.6% 的人曾被調薪，76% 的人可以計畫自己的工作計畫；而比較起餐廳侍者而言僅有 27% 的人曾被調薪，只有 3.8% 的人可以計畫自己的工作。可以想像的，這些測量的建構是龐大的工程，所以當工作環境隨時間改變而改變時，這些分類有必要定期的更新，因此新職業型態隨之產生。

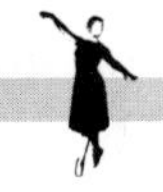

當我們思考「社會階級與心臟病是否有關？」時，其實就是在問什麼樣的職業類型或受僱環境具有較高的風險，因此社會階級取決於受僱關係與環境。例如，雖然是相同的 NS-SEC 分類，但由於不同的證照分類，因此其於 Wright 之分類階級也不相同。

社會地位

以上陳述社會階級的社會學定義與常人所稱並不相同。在日常生活裡，人們也常習慣用社會階級（social class）代替社會學者口中的社會地位（status）；但不同於社會階級，很重要的，社會地位還包含了層級或社會中由上而下排序的概念。「地位」這個字眼經常出現在平時的言語中，而且人們往往也都認為自己清楚的知道這個詞的意義。社會學家和人類學家運用聲望（prestige）這類字眼，指出個人在社會上所受到的尊重或「社會榮譽」（social honour）；這包含了許多不同的內容，例如個人雙親的地位或個人的種族。在印度文化中，依衍生的血親傳統職業為基礎的種性制度（the caste system）代表聲望的階級（*Beteille, 1992*）。

在工業社會中試圖測量地位的方法是藉由發展一套「聲望測量」（reputational measures），這測量是詢問普羅大眾給予工作頭銜一個排序（*Duncan, 1961*）。或者，請民眾給予地位做高、中、低的排序，然後將其排序平均；或依多數所認定之排序為此工作頭銜之排序，這種方法可以對職業的聲望或社會榮譽做出較客觀的評斷。

但是這類發展聲望測量的方式還是存在很多問題，例如，到底需要多少人作判斷？社會上有多少種職業是可以被排序或計分的？這類最早的研究始於 1947 年美國的國家民意調查中心（National Opinion Research Center），此研究請受訪者將 90 種職業排序。但是在社會上還有其他數百種的職業。另一種受到美國研究者使用的方法是計算工作的平均所得或教育程度，每一種職業都有其分數（*Duncan, 1961; Hollingshead,*

1971; Nam and Terrie, 1982）；換句話說，假設在上一個大型國家聲望調查研究中，醫師的聲望排序是 2，而水泥匠是 9。假設醫生每年平均的薪水有 5 萬英鎊，20 年教育年數；而水泥匠的年薪只有 5,000 英鎊，且教育年數只有 10 年。另外新興的網頁設計師職業，平均年薪有 2 萬 5,000 英鎊，擁有 15 年的教育年數，所以聲望排序應為 6（因為所得與教育程度介在醫生與水泥匠之間）。

在美國，這樣的方法漸漸地開創出利用所得與教育來測量社會位置，稱作「社會經濟地位」（socio-economic status）（*Featherman and Hauser, 1976*）。所得顯然是一個「經濟」面向的測量值，而教育則是廣泛地被視為可以提升個人的地位，且與所得無關，例如高教育程度的科學家其社會地位被視為高於某些經理人或證券經紀人，而這些人的所得皆比此類科學家多。有很多種方法可以利用所得與教育來產生社會經濟地位指標，但在其意涵上有許多爭議（*Hauser and Warren, 1996*）。美國近年的研究發現，相同教育程度的男性及女性，其工作的薪資卻不同，所以有些研究認為社會地位的測量不應與教育及所得有關（*Warren, Sheridan and Hauser, 1998*）。這是本書的重點：第一，如果我們要去測量地位，就要使用真正能顯示人們心中對不同職業之聲望的排序；第二，若我們要測量其他事物，例如所得或教育，可以利用其他較客觀的方法（例如直接詢問人們的所得或教育）；第三，若要觀測兩個合併的概念，就應在同一分析中使用分別的測量，並非將兩者合併為一個測量值，因此便可以清楚的檢視，教育程度相同但是所得不同的兩群人，其健康仍然會不同。

英國劍橋大學設計一個重要且非常接近我們所認為「地位」意義的測量。1970 年代初期，一篇有關不均本質的研究發表在非常有學術地位的科學期刊《*Nature*》上（*Stewart, Prandy and Blackburn, 1973*）（此期刊很少出現有關社會學研究的文章）。文中提到社會不均的測量應該是直接觀察人口的融合情形，研究中發現一群職業中的成員社會互動頻繁及通婚，這樣的族群自成一個階級體系，對此，研究者稱之為「一般性社會與物質的優勢」（general social and material advantage）。這個研究並不是用地位或名望測量，而是用職業的層級，這種社會階級在群體間沒有清楚的分界，而是與工作特質有相關，例如高階級的人傾向享有比低階人員更多的優勢情境；不過當他們自認為彼此社會階級是相近的，他們則會平等融合一起（*Marsh and Blackburn, 1992*）。在職業上融合一起者往往視他們在社會上的地位是相同的；反之亦然，無法融合之職業，他們視彼此在社會地位上亦相距甚遠。所以，不同於美國的階級測量，劍橋大學的量表並不是建立在人們對職業聲望的判斷（*Stewart, Prandy and Blackburn, 1980*），而是觀察人們如何尊重彼此，如同是自己的朋友或潛在的配偶（*Prandy, 1986*；*Prandy and Bottero, 1998*）。

英國登記局的社會階級分類（RGSC）：一個高貴的遺產（a noble relic）

雖然我們已花了一些時間詳細地思考階級與地位的概念，但是我們還沒有提到英國最常使用到的社會階級分類原則，也就是「英國登記局的社會階級分類」（Registrar-General's Social Class, RGSC）。這個測量方式與前述的幾個概念都很相似，英國研究健康不均的領域中，多半都是用這個分類方式來當成測量社會不均的指標；另外也有許多歐洲國家利用這樣的分類方式建製該國的分類架構。由於英國官方統計常規的使用 RGSC，所以在本書後續章節的例子中會常常出現，但我們必須記住，如同社會經濟地位一樣，RGSC 分類表使得對健康不均的瞭解上受到一些限制。

六類的 RGSC 分類是建立在人們在社會上的地位或職業技能（見表 2.2）。對那些熟悉英國健康不均研究的學者而言，RGSC 的名詞還重複出現是相當奇怪的；但現在我們應該開始討論，在社會和政治的研究中受到廣泛應用的階級與地位的概念與測量方法，如同 Erikson 和

表 2.2　英國登記局的社會階級分類（RGSC）

階級分類	說明
· I	專業性
· II	管理性
· III NM 非勞力	技術性之非勞力性
· III M 勞力	技術性之勞力性
· IV	部分技術性之勞力性
· V	非技術性之勞力性

資料來源：Office of Population Censuses and Surveys, 1980。

Goldthorpe 與 Wright 的分類，這些討論有助於瞭解 RGSC 分類階級系統。事實上，Wright 、Erikson 和 Goldthorpe 與 NS-SEC 分類的概念基本上並不完全是階級的測量。這些通常被視為一個層級，也就是說，層級 I 往往「高於」層級 II ，而層級 II 又會「高於」層級 IIINM ，以此類推。也有一個假設，就是非勞力工作層級高於勞力工作層級；另外也假設專業人員層級高於管理人員層級。這意味著，舉例來說，一位資淺的醫師與神職人員比起一家公司的管理者地位高，不管他們的所得或者擁有的權力；如此意涵，聲望是職業先後次序的排序原則。

在不同時間點，RGSC 分類已被官方描述為「一般社會地位」以及「職業技能」的測量，即使未有太多文字說明分類的原則，但分類的前提是當職業所需技術愈高，其在社會上的排序就愈高。不過目前並沒有證據顯示，這樣的分類標準廣泛的被視為社會地位指標；在美國也沒有類似有關聲望的研究，調查一般大眾對地位的觀感；更沒有任何的研究分析是否 RGSC 能將職業中不同程度的技術做正確的分類。

RGSC 分類法就像阿斯匹靈！人人都知道它有效，但是都不知道其理由；所以僅瞭解它的功用，對深度的討論並無助益，也就是說僅知道阿斯匹靈的效果時並未有利於分析偏頭痛的原因。然而，就健康不均而言，其測量方法尚模糊，而且自始至終測量方法都不相同（如同第 1 章所述），因此當我們欲試圖解釋這些健康差異的時候，許多問題就會浮現。所以為了發展及驗證這些解釋模型，所有的名詞都要有清楚定義，而且依照社會不均是如何影響健康的理論來發展其測量方法。

為什麼測量很重要？

為了瞭解健康不均，知悉各式各樣測量方式的重要性包含兩個理由。首先，它提醒我們定義「不均」概念的必要性，並且確定使用有效的測量方法。第二，它提醒我們，必須明確說明社會位置（包括階級及地位）與健康之關係；社會位置是金錢、地位或工作環境？很可能的，這些不同社會的位置會以不同型態合併，而對不同疾病的重要性也不相同。健康與社會政策學者都應該回答這些問題，因為如果我們試著提高人們的所得以減少特定疾病之不均，然而事實上是工作環境造成疾病，因此這些政策所做的努力與付出的資源就浪費了。

接著在瞭解健康不均前我們來思考，階級位置或聲望是怎麼樣影響到健康的呢？即使用很多不同的觀點測量健康不均，都不約而同的認為確實有「健康梯度」（health gradient）的現象，但這還是不夠的。其中一個例子是，對女性及各種族的成員而言，並非如此。如同 Erikson 和 Goldthorpe 、Wright 及 NS-SEC 的分類，這些以理論為基礎的社會階級測量提供了一種分析的可能。這是因為 Erikson 和 Goldthorpe 的職業分類準則運用到很多的面向，例如工作自主性與工作保障，在其他研究裡面發現這些因素與主要疾病有關，像是心臟疾病等（*Schnall et al., 1990; Karasek, 1996; Bosma et al., 1997*）。

聲望對健康可能有不同的影響，社會地位高的群體以各式活動及交友方式來表現自己的聲望，並認為他們自己與一些污穢及沒有價值的人不相同。他們為了顯示自己的社會地位，會在身上配戴裝飾品、有著特別型式的穿著或打扮，這些是工業化社會國家的社會學家所稱的「生活型態」（lifestyle）。生活型態包含飲食型態以及對例如酒精等改變情緒物質（mood-altering substances）的態度。然而在高度或低度傳統的社會中，表現聲望的形式則大致相同（*Bourdieu, 1984*）。此兩個社會中，個人藉由從事自認為有價值的活動或與自己地位相仿或更高的人交際，來認定自己的聲望，並試圖繼續提升自己的社會地位。譬為有聲望者基本上包括有特定的生活型態；例如，假設不抽菸也不運動都不需要任何的成本，則聲望與生活型態關係之文化理論（cultural theory）比純所得理論更容易使我們瞭解抽菸和運動之社會分配現象；相反地，身為一個不吸菸的人，多多少少都會被認為在社會上是處於較高或者至少中等的地位；若是有運動的習慣，更有助於提升社會地位的排序。另一種說法是，有可能是低聲望者的主觀感覺易發生緊張，因此使得一些人使用「舒適的行為」（comfort behaviors）來補償（這個部分稍候會詳加說明）。那受僱關係又是如何呢？可能並非那些愈能掌握工作的人就愈能控制自己的風險行為？這也是一個看似有理的想法，如何驗證，就只有靠我們能獲得社會不均之不同面向的測量。

如果可能，利用社會位置之測量建構「因果敘述」（causal narratives）（*Marshall, 1997: Rose and O'Reilly, 1998*），有助於我們能更快的深入瞭解健康不均。並不是因為某一測量一定優於另一測量，而是由於不均以各種形式存在，並透過不同路徑影響健康。就像劍橋大學指數（Cambridge Score）的創始人早已發現「可能是警察或技術工作者……互相影響彼此，然而在生產系統上，他們的受僱關係是不相同的，因此在某些情況下，受僱關係會對行為產生重要的影響。」（*Stewart, Prandy and Blackburn, 1980: 28*）。所以我們可以去證實，是否即使在相同的受僱關係中，較低的聲望也可能影響飲食與抽菸習慣。

還有很多的可能性可以發展更複雜更敏銳的因果關係模型，同時也可以給衛生政策帶來更多的實用性。然而，在進行研究之前，我們必須看仔細一些事情：首先是，研究所使用的方法；其次是，健康不均研究中，當代文獻中廣泛應用到的理論分析架構。

第 3 章

呈現健康不均

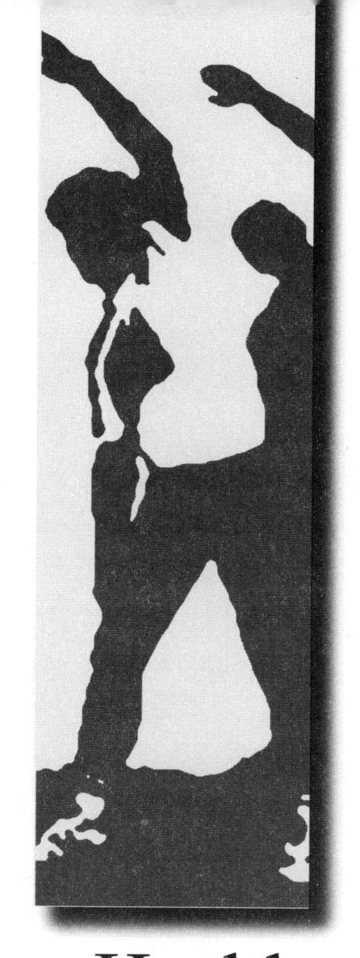

Health Inequality

一般來說到目前為止，健康不均的研究尚未使用非常複雜的方法，但有一些基本的觀念能有助於瞭解健康不均。第 1 章及第 2 章呈現健康不均的研究，是著重在群體之間的比較，當研究發現某一個群體的健康比另一個群體差時，下一步則是找出是什麼因素的不同造成彼此間健康的差異。本章將討論一些較常使用，比較社會團體中健康差異的方法，以瞭解健康狀態差異的原因。當然，我們很少只用單一因素來解釋健康狀態的差異，雖然在研究的時候，我們必須同時考慮多種造成健康差異的原因，但對於這類分析的理解並不是很困難的。為了使讀者在研讀本章時，具備信心與以批判角度探索健康不均之相關文獻，因此會用一些普遍採用的方法做詳細的分析。本章所使用的例子會以簡單的方式呈現，一些方法的機制會一步一步的說明，儘可能讓讀者自己以較嚴謹的態度鑑定這些研究。除加減乘除運算外，不需要進階的數學運算就可以瞭解這些方法。

基礎的概念

我們需要先瞭解的一些統計概念，包括「統計解釋」、「虛假關係」（spuriousness）及「干擾效應」（confounding）。

統計解釋

統計解釋在健康不均的研究資料中常扮演重要的角色。在社會學中，我們常常要去解釋一些事情，以便瞭解什麼樣的動機會影響到什麼樣的行為。這是 Weber 所稱的「理解」（understanding ，德文：verstehen），它指出，人們可以把自己置於另一個社會角色，然後就可以瞭解他人的行為。然而，扮演別人的角色並無法幫助我們深入瞭解他人行為的結果，而且我們也需要去瞭解行動之後「非預期性的後果」（unintended consequences），這可以讓我們知道，為什麼數個不同群體行動的最終結果並非個人意料中的。在此例子中，僅「理解」，實際上無法讓我們解釋行動的結果，只能知道所參與行動的個人為什麼會出現那樣的行為。

統計解釋與上述不同，統計解釋不用去瞭解人們行動的動機、意圖或感覺，除了我們有興趣的結果外，當鎖定某些要測量的一組變數後，我們就可以獲得某程度的統計解釋，這些變項的值是可以用來預測結果的。想像一開始，我們並不知道哪一群人的平均餘命比另一群人短，在統計上，我們期待健康在不同人群或個人中是「隨機分配」（randomly distributed）：任何一個人和其他的人都有相同的機會生病或健康。然後，我們將觀察到男性與女性在健康上有某程度的差異：女性的壽命比男性長；因此性別變成統計解釋的一部分（雖然你可能無法得知女性為什麼比男性長壽）。再進一步去觀察，會發現到高所得者、高教育者和高階的管理人員都有較長的期望壽命；這些變數——性別、所得、教育及工作型態都是統計解釋的部分。再者；我們不需要瞭解為什麼這些特性會影響人們壽命的長短，我們只需知道某群體中某人的某一數值是多少，就能預測他們的壽命。接著，去找研究中的預測變數彼此之間的相關性：是否因為女性比男性有較高所得及較高階的管理性工作，所以女性比男性長壽？其實不然，事實上女性所得及獲得高階管理性工作的機會都比男性低；所以在健康狀態上，解釋性別之健康差異與解釋其他變數（所得、工作型態）之健康差異是不相同的。很可能，他人所得較高不是由於他們的工作，而是因為其他的因素（例如遺產、股息、紅利、利潤及家中其他人的所得），但這些高所得者的壽命卻比長年工作者長。在進行這類的研究時，我們將人分類為不同群體，去觀察各群體內的健康相似度。最後，我們希望可以找到一群有相似生命期望值的群體，然後，可以將這群人的特質歸納出來，利用統計的方法，這些特徵便能完全解釋（complete explanation）健康狀態。有最長生命期望值的男性或女性，都可能擁有好學歷或較高的所得，他們可能只花 30% 的工作生命年數就

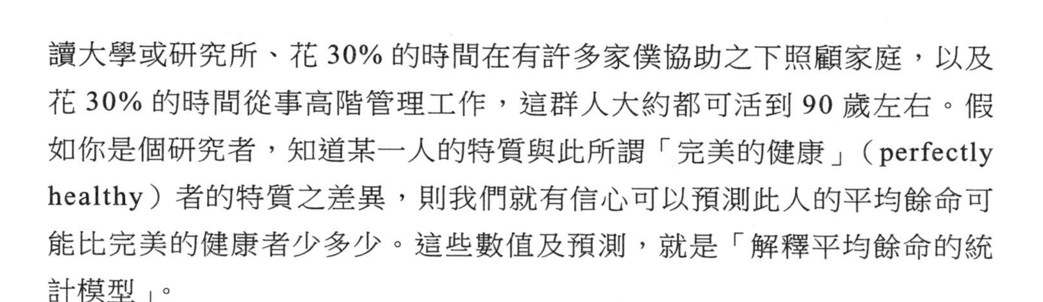

讀大學或研究所、花 30% 的時間在有許多家僕協助之下照顧家庭，以及花 30% 的時間從事高階管理工作，這群人大約都可活到 90 歲左右。假如你是個研究者，知道某一人的特質與此所謂「完美的健康」（perfectly healthy）者的特質之差異，則我們就有信心可以預測此人的平均餘命可能比完美的健康者少多少。這些數值及預測，就是「解釋平均餘命的統計模型」。

雖然有非常好的統計模型，我們可能還是無法理解為什麼個人及生物學的特質必然如此，這方面的理解應從臨床及質化的角度去尋找，也就是進行生物學測量、生命歷程、深度訪談及對不同社會環境以人類學的方式做全盤分析。現今很少有健康不均的研究是以這種質性的研究出發（*Ostergren et al., 1995; Cable et al., 1999; Fassin, 2000*），大多數的研究都僅強調統計上的解釋，所以本書亦多著墨於此。

虛假關係及干擾因子

我們已強調，有關於健康不均原因爭辯的政治性本質為何。大部分的爭辯在於，健康與社會及經濟環境之間，顯而易見的關係並不是真的，甚至有些事物與社會或經濟不均並無關，這就是所謂的虛假關係或干擾因子，在此以「鸛及嬰兒」的故事為例來敘述虛假關係。神話故事中，春天來時就會有新生兒出生，同時也有許多鸛鳥遷徙到此，所以逐漸有「鸛帶來嬰兒」的說法流傳著，因此鸛的到來便成為嬰兒出生的「因」，當然我們都知道這不是真的，它只是一個巧合，所以鸛和嬰兒間關係的描述就可能是一個「虛假的」。或者稱之為鸛和嬰兒間之關係是「季節干擾的結果」，如此說意味著，此第三因素——「季節」才是鸛和嬰兒兩者同時到來的真正原因。在這寓言裡，人們謹慎地計畫孕育小孩，使其能在一年裡最溫暖的季節裡出生，所以季節此一干擾因子（對新生兒及鸛鳥到來而言）才是兩個事件的真正原因。本書中，有很多類似的例子會呈現一些個人特質，例如「智力」和「適應能力」都會是干擾因素，因此我們可以宣稱：「社會弱勢地位與較差的健康狀況之表面關係」其實是虛假的。我們可能相信某特定的心理特質是優勢社會地位、高所得、以及較差的健康之因素；因此，在這些案例中，我們可以宣稱，社會地位或所得與健康之間有虛假的關係或有干擾因子存在，這些虛假的關係是由於或受到干擾因子，也就是個人特質所影響。

分子與分母

許多討論健康不均所用的資料，都是來自於各國的國家統計單位，許多國家保有出生、結婚及死亡的紀錄，通常稱為「生命統計」。就計算死亡率而言，我們需要兩類資料，一是特定時間內的死亡人數（為分子），二是總人口數的估計值（為分母），因此某一時間點的死亡率可以計算為：

$$\frac{\text{分子（死亡人數）}}{\text{分母（總人口數）}}$$

所幸死亡屬於罕見的事件，所以死亡率通常都不以百分比為單位，而是以每 1 萬人、或每 10 萬人、甚至每 100 萬人為單位。不論選擇什麼單位作為基準，計算公式皆如下：

〔死亡數（分子）／人口數（分母）〕×（例如）10,000

所以，假如每 500 人有 2 人死亡，那麼以 10,000 人為例，則該年死亡率為：

$$(2/500) \times 10{,}000 = 40\text{(每萬人)}$$

假如想要瞭解群體中某特定人口的死亡率，我們必須要有一些相關的資料，包括同一時間點，此某特定群體的死亡人數及總人口數（通常是在全國普查時）。所以假如我們想要測量性別、社會階級、種族或其他特性之分別死亡率，則在戶籍及死亡資料裡，都應記載著這些特性的統計資料。然而，因為在家庭有成員死亡時，人們較不願意提供社經地位資料，所以國家的死亡統計資料很少能記載死亡者的所得或族群等特性資料。然而以職業別為基礎的社會階級統計資料較不敏感，所以較易取得。為了獲得各族群及所得群體間的死亡資料，有些國家會去進行連結戶籍（ceusus-linked）資料的研究。在這類研究裡，部分或全部的戶籍資料與死亡紀錄作串連（戶籍資料通常包括很多無法在人們死亡之時以適當的方式獲得的變項）。在簡單的死亡率法（rate method）（有時稱為「無串連法」〔unlinked method〕），我們只需要知道某一群體中死亡人數以及此群體占總人口數的比率；而「連結法」（linked method）是指將同一人的戶籍資料與死亡登錄資料連結。在許多北歐的國家，有很完整的戶籍登記資料，這對健康不均的調查來說是有幫助的；在美國及英國，有特定連結資料的研究，例如國家統計局的「英格蘭與威爾斯長期追蹤研究」（Longitudinal Study of England and Wales）（*Fox and Goldblatt, 1982; Goldblatt, 1990b; Drever and Whitehead, 1997*）以及「美國所得動態之貫時性研究」（US Panel Study of Income Dynamics）（*Lillard and Panis, 1996; McDonough and Amick III, 2001; Duncan et al., 2002*）。

絕對的與相對的

在試著去解釋各群體間的健康差異之前，要先去闡明一些在描述這些差異時常使用的專用術語，像我們先前已經區分「絕對的」與「相對的」，但在區分時仍常常產生混淆，因此值得我們仔細去思考。健康不均研究中很常使用「相對的」這個字，例如：「絕對差異與相對差異」及「絕對風險與相對風險」。

絕對差異與相對差異

在我們試著去決定何類型的健康不均對政策而言很重要時，區別絕對差異與相對間差異之間的不同是很重要的。「絕對差異」的意思是指不同群體間（指依社經地位、性別、種族、居住地方等等之類的區分）生病或死亡人數的差異，是以人數為單位（而非百分比）；「相對差異」則是指在群體間生病人數或死亡人數差異的百分比。在同一時間點可能有很大的絕對差異，但相對差異則很小，此兩數值之不同乃受某項疾病在此群體中的盛行率而影響。例如，肺癌有很大的「相對」社會差異，甚至比心臟病之相對差異還大。假設高社會地位及低社會地位之 10 萬人口中，其患心臟病比率為 2% ，患肺癌為 0.4%；由於患心臟病是很普遍，若在高社會地位的群體中，有 900 人死於心臟病，而低社會地位群體有 1,000 人死於心臟病，則在這兩個社會群體的相對差異是 10% ，而絕對差異則是 100 人。相較於肺癌，假如高社會地位中，有 200 人死於肺癌，而低社會地位有 250 人死於肺癌，它們的相對差異是 20% ，而絕對差異是 50 人。就公共衛生計畫而言，比較鼓勵預防絕對數值 100 的差異（只有 10%），而不是去預防絕對數值 50，雖然此 50 人的差異代表著可以減少 20% 的不均。

絕對風險與相對風險

接下來討論絕對風險與相對風險，「風險」或稱「絕對風險」，可能只是人口中罹患某疾病的「百分比」。這其實不是很正確的一種解釋，而且對於統計學家而言，也不能同意這樣的說法。理由之一是，當風險被視為未來可能發生的事件時，現今罹患某疾病的百分比，可能無法預測未來什麼樣的人會發生這事件。相反地，「相對風險」是比較暴露某些情境下以及未暴露在某些情境下的百分比，稱之為「勝算」（odds）。舉例來說，80% 絕對風險之相對風險或勝算為（80/100）/（20/100），也就是 4 比 1 的機會。在馬場賭馬的人這時就會說，賠率為 4：1；假如在某一群體中有 80% 的人罹患 X 疾病，我們則會說這群人中，罹患 X 疾病的機率是不會得到此疾病機率的 4 倍。稍後，本章會有更進一步討論勝算比（odds ratio, OR），此乃區分不同群體間的勝算，進而比較他們的風險程度。

標準化是什麼？為什麼需要標準化？

為了有效比較兩個或兩個以上社會群體，並將其差異歸因於各種社會因素，如社會階級或地位等，官方統計報告進一步調整，以確保這些差異並非因為群體間其年齡分布不同所造成。假設人們年紀愈大其所得也愈多，因此，我們可能會觀察到高所得者的健康比低所得者差；更實際的現象是，有時候，從事勞力工作的男性，例如礦工，老了的時候，則會換成從事夜間守衛的工作。這些例子並未於社會群體之健康上不均的研究中呈現，但卻在地理區域的健康不均可以發現一些結果。假如你發現美國的佛羅里達州，或英國的漢普郡，比其他地方的死亡率還高，那你會懷疑這些地方的環境有較多的有害因子嗎？這可能是一個錯誤的推論，你可能要考慮到或許有人在退休後都居住到這些地方，以至於這些地區人民的平均年齡都比工業區的人來得要高。

標準化死亡比（Standardized Mortality Ratio, SMR）

調整因為「年老」這個因素使得某個群體看起來是較不健康的方法，我們稱為「標準化」（standardization）。最常被較早期的文獻使用，因此對現今瞭解健康不均有相當大的助益的指標是「標準化死亡比」（Standardized Mortality Ratio, SMR），也被稱為「間接標準化」。當今，許多統計學家認為由於測量上有些詭異，因此它很少被用在研究文獻中。但本書仍引用政府常規健康不均研究報告中一些圖表的標準化死亡比指標，因此瞭解此指標的意義應有所幫助。它之所以稱為「比」是因為當某一社會階級與總群體的人口年齡組成結構相同之下，它比較此兩群體的死亡率（也就是兩團體間死亡率的比）。簡單的講，就是每一社會階級的死亡率與總群體平均死亡率相比。而群體之「平均值」通常是設定為 100。如果我們發現社會地位較優勢的群體，其標準化死亡比為 50，我們可以解釋為此群體的死亡率，只有總人口的平均死亡率的二分之一；若社會地位最弱勢的群體的標準化死亡比為 150，我們可以解釋，在考慮到群體之年齡差異後，弱勢群體的死亡率比總人口平均死亡率高 50%。對於標準化死亡比我們必須小心地解釋，因為它代表的是相對死亡率，也就是說，是該年每個社會階級與平均總人口死亡率的比。若心臟病的標準化死亡比在英國登記局的社會階級分類（Registrar-General's Social Class, RGSC）第五社會階級的人，前一期的測量為 80，後一期為 160，當然不是表示這個階級群體的心臟病死亡率增為兩倍，而僅是表示在前一期的觀察時間點，第五社會階級的人其心臟病死亡率低於平均人口死亡率的 20%，在後一期的觀察時點卻高於平均人口死亡率的 60%（譯者註：第五社會階級的人比平均人口有多於 60% 的機率會因心臟病而死亡）。例如表 1.1 之中，在考慮到階級間年齡層的差異後顯示，1931 年第一社會階級的人，其 65 歲以前的死亡率是小於總人口平均值的 10%（SMR 為 90）；而 1991 年時，同一階級的人在 65 歲以前的死亡率則是小於總人口平均值的 34%（SMR 為 66）。這個方法只能在同一時間內比較各階級與總群體的差異，不能在不同時間內比較同一社會階級的變化。這是為什麼我們都應該知道此測量方法，本章的附錄有詳細的舉例說明。

直接標準化

第二個標準化的形式稱之為直接標準化，是現在最常被使用的形式，也是在世界衛生組織（WHO）及許多國家政府的報告中常被使用。上一段陳述的標準化死亡比，是指在一個群體的死亡率及群體平均死亡率的比（這樣的計算不是非常精確的，但那樣的思考邏輯對我們影響不大，在本章的附錄會再更進一步說明）。直接標準化是使用一個標準百分比（或以每萬人或十萬人比率）的概念。假設總群體的年齡結構與所研究的社會階級之年齡結構相同，它指出總群體中有多少比例的人，會得到某疾病或死亡（或其他我們有興趣的健康測量）。這個方法的實用性在於：第一是因為它是一個平常的百分比。當計算兩個時間點的標準化死亡比時，每一個時間點的平均死亡率會重新設定 100 為基準點，然後其他群體再與之比較。假設富有及貧窮兩個群體的標準化死亡比，在 1981 年分別是 75 及 150，在 1991 年分別是 65 及 170，這不表示富有的人死亡風險下降，或貧窮的人死亡風險上升；這只意味著，相較於平均人口（基準值為 100），富有的人的死亡率下降，而貧窮的人的死亡率相對上升。第二，直接標準化能讓我們比較不同時間點的結果。

為了進行直接標準化，我們需要有標準人口數的資料，取得資料的方法有很多種，一個常用的方式就是，以要比較時間點的人口群為標準人口。在過去，英國常使用英格蘭及威爾斯或大不列顛的人口來作為標準人口。現今，為了能做國際間的健康比較，許多都是使用「歐洲標準化人口」或「世界標準化人口」資料。不論是什麼國家或什麼時間點下的數字，全部的群體的數值在各個時間點都能與相同的標準化人口做比較。舉例來說，當我們要做高社會階級與低社會階級的比較時，就可以用所有群體來當標準化人口。再次強調，標準化是為了調整不同群體及不同時間點人口年齡組成的差異，以利比較不同群體間不同時間點之生病或死亡的機率。因為直接標準受到普遍的使用，因此我們將在稍後說明完整的計算方法，表 3.1 是直接標準化的例子。為了比較兩種（標準化死亡比及直接標準化死亡率）不同的算法，我們以表 3.7 的年齡標準化死亡比（SMR）之下的年齡結構人口群為標準人口群。此人口群分為高所得者與低所得者，我們希望知道，在考慮到低所得群體有較多的老年人口的情形之下，低所得者是否還是比高所得者有較高的死亡風險。

如何直接標準化？

1. 依照年齡層將人口分成不同群體（舉例來說，以 10 歲為一組）。在表 3.1 裡可以看到兩種社會階級的年齡組成不同，雖然兩階級的總人數相同（80 人）。在 55-64 年齡組裡，低所得組有 50 人，而高所得組則只有 30 人。由於年齡愈大死亡的風險愈高，因此年齡組成不同可能是高所得者與低所得者死亡率不同的原因。
2. 計算每社會階級之中，各年齡層的死亡率。
3. 假設各階級的死亡風險都相同，然後計算不同階級各年齡層的總死亡數。
4. 藉由步驟 3 我們可以得到每個年齡層的預估死亡人數。表 3.1 中，低所得者 15-24 歲年齡層的死亡率為 13.3% ，而在高所得者則只有 8%。在 15-24 年齡組之總人數為 80 人，若此年齡層的死亡率與低所得者相同，則會有 10.6（80×13.3%）個死亡人數；若與高所得者相同，則會有 6.4（80×8%）個死亡人數。在 35-44 年齡層裡，低所得者之死亡率為 15% ，高所得者為 10%；因此 80 人中，若死亡風險與低所得者之 35-44 年齡組相同，則會有 12（80×15%）個死亡人數；若與高所得者相同，則會有 8（80×10%）

表 3.1　直接標準化

社會階級		年齡層					總人口數	總標準化死亡人數	直接標準化死亡率
		15-24	25-34	35-44	45-54	55-64			
1. 貧窮者	各年齡層人數	30	30	40	50	50			
	死亡百分比（%）	*13.3*	*16.7*	*15*	*16*	*20*			
	若死亡率與貧窮者相同，各年齡層之預期死亡人數	10.6（13.3% of 80）	13.4（16.7% of 80）	12（15% of 80）	12.8（16% of 80）	16（20% of 80）		64.8	16.2（64.8/400）×100
2. 富有者	各年齡層人數	50	50	40	30	30			
	死亡百分比（%）	*8*	*6*	*10*	*13.3*	*20*			
	若死亡率與富有者相同，各年齡層之預期死亡人數	6.4（8% of 80）	4.8（6% of 80）	8（10% of 80）	10.6（13.3% of 80）	16（20% of 80）		45.8	11.5（45.8/400）×100
	各年齡層的所有階級人數合計	80	80	80	80	80	400		

個死亡人數。如此一來；死亡人數的估計便會因著不同階級的年齡組成有所不同，這叫做「標準化死亡數」。

5. 接下來，累加每個階級不同年齡層的標準化死亡數。
6. 計算每個階級標準化死亡數占總人口的比率。因此，低所得者的直接標準化比率的概念是，將每個年齡層的死亡率設定在與低所得者相同的情況下，整個群體的死亡率；而高所得的直接標準化比率則是，將每個年齡層的死亡率設定在與高所得者相同的情況下，整個群體的死亡率。

間接標準化死亡比（SMR）與直接標準化死亡率的不同：

1. 間接標準化死亡比是一種比（ratio），不是比率（rate）。
2. 間接標準化死亡比是比較同一時間點，任一社會群體的風險與總人口的「平均」風險之相對比。
3. 直接標準化是將總人口「標準化」後的一種比率，它設定標準化人口的年齡結構與不同社會階級的人口之年齡組成都相同。
4. 標準化人口可以有很多種方式，端看研究目的而定，只要比較時標準化人口是相同的即可。
5. 我們不能比較兩個不同群體或不同時間點的標準化死亡比，只能在同年裡做次群體與平均（100）的比較。
6. 只要標準人口是不變的，可以比較不同時間點的直接標準化死亡率。

健康不均的模型

這裡所介紹的標準化死亡比以及直接標準化死亡率，都是常用在國內或國際間相關健康研究上的計算方法（第 1 章曾經以及未來第 10 章將會提到一些例子）。我們必須記住幾個重要的事：(1) 這兩種方法都是試著去調整不同社會群體間不同的年齡結構，而這些不同的年齡結構會造成生病以及死亡風險的不同；(2) 不能直接比較兩群體的標準化死亡比，但直接標準化的死亡率便可互相比較。

然而，在大部分的學術論文裡（不同於官方報告），健康不均的計算通常運用統計模型，而研究者利用這些模型指出造成健康不均的原因。群體間之健康差異真的起因於人們天生特質的不同嗎？或者是工作的危害因子或生活方式的不同？如果你認為你很聰明的發現住在英國布萊頓（Brighton）的人，他們的生病與死亡率高於住在英國利物浦（Liverpool）的人；若另有人指出那是由於住在布萊頓的人大多為退休人口，所以你的發現可能就不稀奇了。或許發現基因或生活型態之差異是不同群體間健康不均的原因可被視為是新的知識，但我們依然需要持續瞭解，雖然基因或生活型態的不同，但是否仍有其他更多的特徵也會影響群體間之健康差異。統計模式只是將先前看到的標準化方式加以延伸的一種分析方法；它觀察，當控制所有變項後，某兩個變項間的關係（一個是「原因」〔cause〕，另一個則為「果」〔effect〕）。其目的為分析，是否當不同社會階級或所得群體其年齡組成、教育程度、性別、適應模式、飲食習慣等皆相同情形之下社會階級或所得與血壓的關係依然存在？

本書後續的章節將討論不均形成的各種解釋及模型，這些假設性的解釋包含了一些可能的因素，這些因素必須利用統計方法檢定。如果我們同時將年齡及所得放入模型中，就可以計算控制年齡的差異後，所得的變化對健康的影響。這類的統計方法稱為「控制年齡不變」。如果將不同社會階級之智力放入統計模型中，就像先前所講的，我們可以假設當「智力是不變的情形下」，也就是「假設每個人的智力都一樣的狀況之下」，社會階級對健康的影響。這是瞭解健康不均統計模型的簡單方法，但是對於瞭解所有的原因，還是不夠。然而，再做任何研究之前就應時時記住，將一個變項加入模型內常被稱之為「調整」，其原則與「標準化」相同。

勝算比（odds ratio, OR）

大部分健康不均的研究，健康的測量通常是質性的或類別的變項，例如有或沒有生病；所以，我們可以計算所有富有者及貧窮者其「生病人口百分比」，此百分比是群體中個人生病的風險或機率。傳統比較兩個機率的統計方式稱為勝算比（OR），以勝算比為基礎的統計模型稱為「邏輯式模型」（logistic models），這個模型應用於依變項為類別變項時，例如「生病」及「健康」、或「大」及「小」。

勝算比的意思就是：兩組勝算的比例。如同博弈，我們可以宣稱：「富有者獲得健康的勝算是 10 比 1，而窮人則是 2 比 1。」在此兩群體，獲得健康的勝算比為 5 比 1，意思就是，如果你是富有者，你會有 5 倍的機率比窮人更容易獲得較佳的健康。在表 3.2 中，男性中有 22% 的人覺得有憂鬱情形，相對於女性則有 28% ，所以男性憂鬱的勝算為 22/78，等於 0.28 比 1；而女性憂鬱勝算為 28/72，為 0.39 比 1 。將 0.39 除以 0.28 等於 1.38，則為勝算比，意即在這個群體中，女性憂鬱的機率是男性的 1.38 倍。當我們計算一個勝算比的時候，必須將某一個群體的勝算視為 1 。選擇那一類群體視為 1 都不要緊，通常我們會選擇風險最低的群體來當做 1，如此一來其他群組的勝算比結果都會大於 1 。在研究中，

表 3.2　性別憂鬱之勝算比

	是否憂鬱？		勝算
	是（%）	否（%）	
女性	28	72	0.39：1
男性	22	78	0.28：1
勝算比			1.38

資料來源：Health Survey for England 1993 及作者的分析。

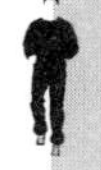

通常將風險最低的群體當成「基準群」，其他群體的勝算比會大於 1，以便清楚顯示其他群體與之相較之下的風險是多大；而表 3.2 中，男性即為比較的基準群體。

過去，這個方法是用來找出傳染性疾病爆發的原因，流行病學家會將群體中暴露在相關風險因素環境下的人數比率（例如某種特定的飲食），與沒有暴露的比率做比較，以觀察群體發生疾病風險；所以另外一種對勝算比的思考模式則是將「暴露」與「疾病」做關聯分析（見表 3.3）。如果吃了某種食物而生病的勝算明顯地高於沒有食用的情形，則我們可以證實此食物是得到某種疾病的風險因子。

表 3.3　風險暴露與疾病

風險暴露	疾病			勝算
	是 %	否 %		
是，吃了可疑的食物	A 食用可疑的食物而生病人數的百分比	B 有吃下可疑的食物，但未生病人數的百分比	A + B = 100% 所有吃下可疑食物人數的百分比	A/B 為「吃下可疑食物」生病的勝算
沒有，未吃可疑的食物	C 未吃下可疑的食物，但生病人數的百分比	D 未食用可疑的食物也未生病人數的百分比	C + D = 100% 所有未吃下可疑食物人數的百分比	C/D「未吃下可疑食物」生病的勝算
勝算比				（A/B）/（C/D）為勝算比，比較有風險暴露與無風險暴露兩個生病勝算的比值

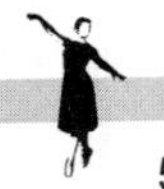

統計調整

在大部分的研究中，勝算比的計算並不完全如同文中的實例。造成健康不均的原因很複雜，不像是造成食物中毒的細菌如此簡單的概念。所以，我們必須仔細檢視在任何的研究中，健康不均與社會不均的關係是否受到其他因素干擾。

當我們發現某一個原因並不是造成社會上優勢與劣勢者間之健康不均的真正原因時，在流行病學上通常稱之為「干擾因子」(confounder)。儘管在健康不均的研究中對所謂的干擾因子仍有許多的爭議，我們僅須瞭解此干擾因子的意涵。在不同的學門，有時稱之為「虛假的關係」(spuriousness)，我們可以利用統計調整來解決這種干擾或虛假關係，此方法本質上與「控制其他變項不變的情形」是相同的，如先前所提到：「控制年齡不變情形之標準化」；例如傳統的間接標準化（SMR）或直接標準化方法，是控制年齡不變。統計調整是一個「標準化」的過程，它是以較複雜的模型控制一組除了年齡之外更多的變項於不變的情形。調整、標準化及控制其他變項不變的情形基本上意義都是相同的，也就是說，我們想瞭解在控制其他變項之後，階級與健康之間的關係是如何。大致上而言，它是分析，當群體內的其他因子第三因子（甚至第四、五或更多的因子）都不變的情況之下，群體間健康差異的情形。如果當我們發現某個因素被控制之後，兩變項間的關係消失了，就代表我們找到了足以解釋影響健康差異的因子。

在流行病學中關於干擾因子最經典的例子就是吸菸的研究，在進一步說明之前，我們必須先排除「抽菸行為本身是否為社會不均的結果」的問題。除了最近的研究之外，大部分的研究皆認為吸菸行為並非是社會地位劣勢者與不健康有相關的理由之一。因此，例如：就社會地位與健康的關係而言，若是在控制吸菸行為之後兩者變成無相關，則可以說，健康與社會地位劣勢的關係並不是真的，而是由於干擾因子也就是吸菸所造成。從表 3.4 的例子可以看到，工人階級（21.1%）比起中產階級（14.4%）有較高的罹病風險。其勝算比為（21.1/78.9）/（14.4/85.5）= 1.58，所以看似工人階級比起中產階級有幾乎高出大約一半的罹病風險。

然而，如果我們調整了吸菸行為，結果是如何？為瞭解此一層面的關係，我們可以進行統計調整，也就是，將總群體區分為吸菸者與非吸菸者，進而去觀察兩群體內其不同社會階級的罹病率。

表 3.5 是將群體分為吸菸與非吸菸者，再依不同社會階級做分類，結果發現工人階級與中產階級疾病的勝算為 1 比 1，也就是工人階級者得到疾病的風險並沒有比中產階級高。這是一個瞭解統計調整最簡單的方法：亦即，將群體區分為有及無干擾因子的兩群體，然後再次檢視原先認為有關係的二個變項。在這個例子裡，我們重新分析抽菸者與不抽菸者其社經地位與不健康的關係。在健康不均的研究報告中，通常不使用兩個群體的勝算比，而是計算「調整後之勝算比」。這作法是指，如果工人階級與中產階級有相同的吸菸比例時，工人階級的生病機率比中產階級的生病機率高多少；調整過後的勝算比，大約是平均數，也就是兩群

表 3.4　調整吸菸行為前不同社會階級之罹病率差異

社會階級	是否生病		總人口數
	是	否	
中產階級人口數	49	290	339
百分比（%）	*14.4*	*85.5*	
勞工階級人口數	83	310	393
百分比（%）	*21.1*	*78.9*	
總人口	132	600	732
勝算比		1.58	

假設性數據。

表 3.5　調整吸菸行為後不同社會階級之罹病率差異

社會階級	吸菸者是否生病		未吸菸者是否生病		總人口數
	是	否	是	否	
中產階級人口數	25	70	24	220	339
百分比（%）	*26.3*	*73.7*	*9.8*	*90.2*	
勞工階級人口數	70	190	13	120	393
百分比（%）	*26.9*	*73.1*	*9.8*	*90.2*	
勝算比		0.97		1.0	732

假設性數據。

體的勝算比相加之後再除以 2。但事實上並不是這麼單純，基本上人數較多的群體會給予較大的權值，以此平均數來瞭解「調整後之勝算比」並無不可，由表 3.5 可以看到調整後的勝算比大約在 1 左右。

然而，只是單看一個變項調整後的勝算比，並不能瞭解社會階級與吸菸行為對健康影響的全貌。但是先前已經分析吸菸及非吸菸者其社會階級與健康的關係，我們發現由於勞工階級之吸菸率比中產階級高以及吸菸者的罹病率較高，因此勞工階級的罹病率較高。假設兩個群體中吸菸者之生病的機率為 26%，而非吸菸者則為 10%；而且，在中產階級中有 28%（95/339）為吸菸者，在工人階級有 66%（260/393）為吸菸者。以如此簡單的例子顯示干擾因子所造成的虛假關係並非尋常，因為這些數字都是虛構的，並非真實的，但是卻能詳細地呈現一個現象：「群體 A 與群體 B 之間的健康差異，會在調整吸菸行為後消失。」

此例子中，一旦依照吸菸行為將群體分為兩樣本後，勝算比則降至 1：1，換句話說，兩群體的生病風險並沒有差別了。由此可見，造成社會差異的原因完全是由於吸菸行為所造成，但是通常並非如此簡單，控

表 3.6　調整吸菸行為前後生病之勝算

	生病之勝算	調整吸菸後，生病之勝算
富有者	1（基準）	1（基準）
貧窮者	2.2	1.7

制某一干擾因子後，社會差異只會減少一部分，而非全部消失。藉此我們可以得知，吸菸可以解釋多少程度之社會差異。在許多文章裡面我們可以發現，在經過調整第三個變項後，兩個變項的勝算比減少的程度，公式如下：

（未調整的勝算比 － 調整後的勝算比）／（未調整勝算比 － 1）

這樣的計算結果通常稱為「勝算減少的百分比（或稱比例）」。

藉由表 3.6 之虛構的例子，我們可以計算未調整前的疾病風險有多少百分比是起因於吸菸行為，如下：

$$(2.2 - 1.7)/(2.2 - 1) = 0.42$$

亦即社會階級與疾病的關係，有 42% 是起因於吸菸。

迴歸模型 I：線性迴歸

截至目前為止，我們認為測量健康或生病只有兩個情形：死亡或活著、生病或健康。對於這種類型的結果，計算勝算比是必要的。但是還有許多所關心的健康狀態測量方式是連續性的資料，例如血壓、身高或體重。當我們健康的測量是連續性的變項，一般線性迴歸模型即可派上用場。一般線性模型的數學方程式如下：

$$y = a + bx + e$$

在線性迴歸裡，我們所關心的並不是兩群體差異的百分比，而是觀察在某一特定的因（自變項，x）的某一數值之下，結果變項（y）的「平均值」為多少。圖 3.1 呈現 x 與 y 的關係，迴歸方程中顯示，當 x 改變一個單位時（例如，每個星期所攝取的卡路里數）結果變項 y（例如，體重）的變化量有多少。方程式中的 a 代表一個起始值或截距（在此例中，a 為此研究對象樣本中之最低體重），而 b 代表當每單位的 x 變動時目標變數 y（體重）的改變量，也就是「迴歸係數」。方程式的意思就是：我們每個人體重等於平均每人最低體重，加上「b」倍的暴露因子 x（x 可為攝取的卡路里）；而 e 則代表誤差項，不用多加運算，但是我們要記住，在真實的研究當中，我們會遇到不同形式的誤差；不可避免地，這些誤差會干擾每 100 卡路里對體重的影響。

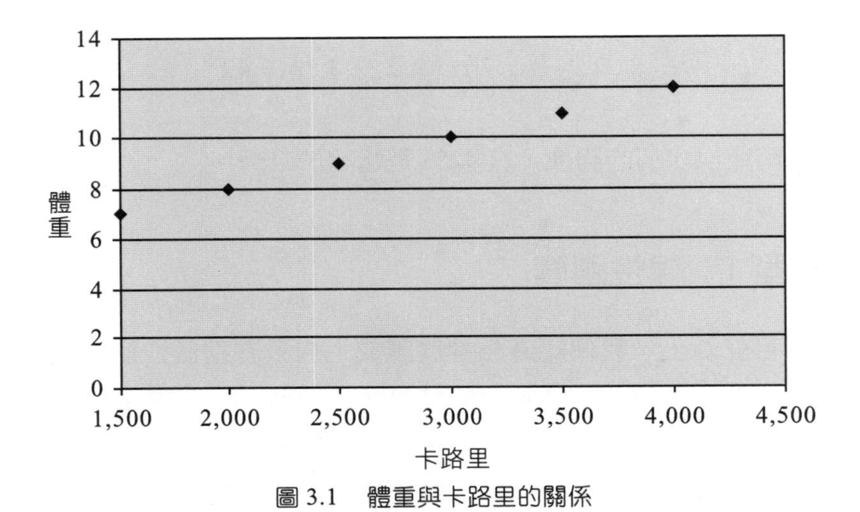

圖 3.1 體重與卡路里的關係

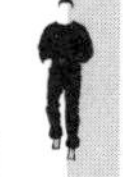

到底「y」、「x」與「b」真正的數字是多少？在這個例子裡，我們必須去測量一群人攝取的卡路里量以及他們體重的資料，結合每個人的卡路里量以及體重值，做出一個圖表。體重在縱軸，所攝取的卡路里量在橫軸，如圖 3.1；結果發現當卡路里增加時，體重穩定地成長。「b」值，也就是「迴歸係數」或者稱為「母數估計值」，它是測量當每 500 卡路里，體重會增加多少；在此例子中，為 10 磅。若一人一天只吃 1,500 卡路里，則他的體重大約為 70 磅。所以新的產生公式如下：

個體 i 的體重 ＝ 70 + 10×（攝取卡路里 － 1500）/500 + 允許的誤差量

所以當一個吃下 2,500 卡路里的人，體重會是 90 磅。

當然，這些所有的計算都只是在於一個群體裡（可能上千個人）卡路里攝取與體重變化關係的平均值。若圖 3.1 是實際的資料，就會呈現許多小點，散布在這迴歸線的附近；所以當我們利用這個方程式去預測每個個體的體重時，它不會直接告訴你一個確實的值；落在這條直線上的值為「最佳估計」值，因此研究者通常會稱之為「最佳配適的迴歸線（或曲線）」。同樣地，參數 b 代表卡路里與體重之間的關係，它是一個估計值；所以我們僅能說：平均而言，當一個人攝取的卡路里數每增加 500 卡路里時，體重會增加 10 磅；但是有些人可能更多，而有些人可能較少。此外，雖然我們試著估計愈接近真實的數據愈好，但這類方法對卡路里與體重關係的計算仍僅是一個估計而已，因此稱之為「模型分析」。也就是說，我們所估計的方程式應是最好的，它能夠從研究所蒐集到的實際資料中，合理的描述變項之間關係，因此使得此方程式之估計接近個體的實際值。

在進行模型分析時，通常我們會考慮一個以上的因素，也許攝取相同的卡路里數，但是因著運動量的不同，對體重造成的影響也許會跟著不同。假設，我們同時考量一個人每天攝取的蛋糕數量，以及他花了多少的時間慢跑，以預測此人的體重，因此蛋糕以及慢跑的程度都會影響體重，所以方程式裡會有兩個不同的迴歸係數（b），分別標示為 b_1 及 b_2，方程式則為「b_1」乘以蛋糕數及「b_2」乘以慢跑時數；所以若是每一塊蛋糕會讓體重增加四分之一磅，而每多慢跑一小時可以讓體重減少十分之一磅，迴歸模式的結果為：

變項	**迴歸係數（b）**
蛋糕	0.25
慢跑	－ 0.1

所以假設某甲還未吃下任何一塊蛋糕，也還未慢跑的時候體重是 154 磅，則蛋糕及慢跑與體重的關係之統計模型如下：

$$\text{個體 i 的體重} = 154 + b_1(\text{蛋糕數}) + b_2(\text{慢跑時數})$$

而運用在上面的例子為：

$$\text{個體 i 的體重} = 154 + 0.25(\text{蛋糕數}) - 0.1(\text{慢跑時數})$$

所以若是一個人每星期攝取 10 塊蛋糕，慢跑 10 小時，我們可以粗略的估計他的體重為：

$$\begin{aligned}\text{個體 i 的體重} &= 154 + b_1(\text{蛋糕數}) - b_2(\text{慢跑時數})\\ &= 154 + (0.25 \times 10) - (0.1 \times 10)\\ &= 154 + 2.5 - 1 = 155.5\ \text{磅}\end{aligned}$$

再一次強調，我們必須瞭解，此類統計模型中，每個自變項的迴歸係數「b」值是已調整過另一個變項而得：亦即，每人的慢跑時數都設定在平均慢跑時數之下，每增加攝取一個蛋糕會增加多少體重。同樣地，慢跑的 b 值是指，在每人所攝取的蛋糕數設定在平均蛋糕數時，每慢跑一小時，體重減少的量。在實際的研究中，研究者也會放入年齡變項在這樣的統計模型中，所以蛋糕以及慢跑數的迴歸係數 b 的值是指，在「平均年齡」下的個體的改變量；或者也會加入性別變項，則所有的迴歸係數 b 乃為在樣本中男性與女性人數分布的平均值之下的情形。

以上的介紹之所以與健康不均相關，是因為這樣的統計方法有助於我們觀察，例如不同蛋糕數量以及慢跑時數（或吸菸行為、飲酒等等）在不同社會階級或群體之間如何影響他們的疾病風險。這些是非常淺顯易懂的例子，但是僅能顯示關於健康不均中所使用統計模型的一般性討論。

迴歸模型 II：邏輯式迴歸

這裡並不是要討論各種不同統計模型的數學概念，而是試圖利用最簡單的方式幫助讀者瞭解非線性及類別變項模型的組成。許多健康不均研究的結果變項僅能區別為「生病」與「健康」，所以實在不容易測量自變項一個單位的變化能造成結果變數的「變化量」或「數值」有多少。但是，我們可以測量，若群體 X 的人多攝取一塊蛋糕或者多慢跑一小時，其體重過重的機率與群體 Y 的差異。表 3.4 及 3.5 所呈現的百分比是指一個人得到某疾病的比例，它是一種機率的呈現，機率介於 0 到 1 之間，所以如果在富有者的群體中有 10% 的人得到疾病 X ，而貧窮者有 32% 的人中會得到疾病 X，我們可以說得到疾病 X 的機率富有者為 0.1，而貧窮者則為 0.32 。這與宣稱富有者平均體重為 140 磅、貧窮者 150 磅，是不相同的。

為什麼不能以線性迴歸方程式呈現「過重的機率等於 b_1 乘上蛋糕數加上 b_2 乘上慢跑時數」？由於各式各樣的數學理由，並不能利用線性方式來解釋此例子。因為機率只能介在 0 與 1 之間，而體重、血壓或者心理健康分數（一般我們稱為「線性」測量），通常會介於 0 到無限大之間，或有時是一特定的值。所以，類別變項（例如有、無疾病）的迴歸方程並非預測機率，而是預測一個勝算的對數值或對數勝算（log-odds）（事實上，是預測一個自然對數）。舉例來說：它不是預測攝取多少蛋糕數後，此群體的平均體重是多少；而是預測體重過重勝算的對數。對數勝算數值近似於得分，是介在 0 到無限大之間，如同一般的數字一樣，所以可以利用線性迴歸的方式，將體重過重的對數勝算當作目標變數，加入各種自變項做預測。最後，將對數勝算取反對數（anti-logged），進而轉換成原本的勝算，因此將有攝取與沒有攝取蛋糕的兩群體其體重過重的兩個勝算互相比較，即得勝算比，也就是 OR。如上所述，勝算比是比較「基準群體」後才瞭解某一群體之體重過重風險的多寡。邏輯迴歸是描述吃下 b_1 個蛋糕及每日慢跑 b_2 小時的群體其體重過重的風險是「基準群體」（未吃蛋糕也沒有慢跑的群體）的多少倍；而不是描述某一群體攝取 b_1 個蛋糕及每月慢跑 b_2 小時的平均體重是多少。凡是統計模型之研究結果是勝算比，則可以表 3.2 至表 3.6 的方式瞭解。

從不均到疾病的路徑

許多健康不均的研究是著重在「社會階級」、「社經地位」或其他社會地位的測量與「健康」或「生病」關係的研究。截至目前為止，研究發現，調整一些變項後，例如年齡、心理因素及吸菸等一些行為變項，那些社會地位弱勢的人傾向較多病。

從許多方面來看，「調整」會使人誤解，我們常常會看到在研究的文章裡運用調整的方法，但是所加入的每一變項其實都是解釋不均的原因之一，在不同的理論上這些原因都是造成社會群體健康差異的來源。當我們調整了類別變項，例如「有無吸菸」，就如同將群體分成二組：有及

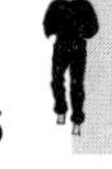

無吸菸者，進一步觀察社會群體與健康的關係。回到吸菸的例子，如果我們想要宣稱：「吸菸就是導致階級 X 的健康比階級 Y 的健康較差的原因」，我們則期待觀察到一些關係，那就是，不管哪一個階級裡，吸菸者有較高的疾病情形，而同時 X 階級裡的吸菸者也較多。因此吸菸是形成階級與生病相關的路徑之一（*Macintyre, 1997*）。真實的環境當然不是這麼簡單，但是藉由「勝算減少的百分比」這種統計方式，我們可以知道，每加入一個新變項在分析模型中時，對目標變數的原始差異的解釋力有多少；假設我們在模型中加入連續變項，例如一餐的卡路里數或者慢跑時數，便是想知道這些變項對社會階級間健康差異的解釋力有多少。

路徑的意涵，與上述統計技術描述沒有多大的不同。為了想瞭解實證資料是否支持某些猜測健康不均的假說，我們會建立一些統計模型，但是我們所想的常常和我們所做的結果不相同；在未考慮第三、第四或甚至更多的干擾因素之前，我們必須知道每一個自變項對依變項的變化具有多少的貢獻力。以吸菸為例，它並不常被認為是造成個人處於某一特定的所得群體或社會階級的原因；相反地，吸菸很常被認為是由於處於社會弱勢所造成。所以社會弱勢可能有兩種作用的路徑：首先是，弱勢社經地位者不知是什麼原因，比較難以戒菸，所以導致在弱勢社會群體中，與吸菸相關的疾病較常出現；第二個路徑則與可能吸菸無關，而是弱勢族群比較傾向住在潮濕的屋子或做高危害風險的工作。如先前所提，有一個方法可以檢定這些路徑：將弱勢族群分成吸菸者與非吸菸者，然後觀察是否非吸菸者的健康也很差；之後再將非吸菸者分成居家環境較好及較差的兩群，然後觀察居家環境較好之非吸菸者弱勢群體的健康狀態是否與社會地位較優勢者的健康狀態相仿。以此類推，當所使用的影響因素愈多，則需要利用統計模型仔細分析每一個潛在的研究問題。

簡單線性或邏輯迴歸模型可以進行統計檢定造成健康不均的各種原因，但當我們瞭解得愈詳細，就應該使用較複雜的模型，特別是對於分析社會與經濟環境對健康影響的長期資料上相當重要。有些研究一開始便使用路徑分析模型與成長模型，讀者若對這方面有興趣可以去查閱相關的文獻。但在以上的例子裡，我們僅試圖用最簡單的統計方法以協助瞭解健康不均，因此不必使用進階的統計方法即可瞭解這個邏輯，或者評估研究結果是否能對文獻上具有爭辯議題有所貢獻。但為了獲得充足的資訊及嚴謹的研讀健康不均文獻，若能擁這些基本的技術，相對是較容易的。本章到此應特別強調，如果假設或論述沒有清楚的邏輯，再高深的統計方法也是浪費。

附錄：如何計算標準化死亡比（SMR）

假設有兩個社會階級群體：富有者及貧窮者，人口都一樣為 200 人，但是過去 10 年富有者群體總共計有 25 個人死亡，而貧窮者則計為 35 人。這樣是意指窮人有較高的健康風險，所以有健康不均存在嗎？或者，只不過是因為窮人是比較老而已？我們可以用標準化死亡比來檢驗。

1. 假設總人口數有 400 人，其中富有者群體 200 人、貧窮者群體 200 人。一段時間過後，總人口中有 13.5% 死亡（或生病），其中貧窮者群體中死亡或生病比例為 16.5%，而富有者群體則只有 10.5% 的人死亡或生病。並且我們知道貧窮者的群體中有較多的老年人口，到底年齡的差異對兩群體健康差異所造成的影響有多大呢？
2. 將總人口依照年齡層分組，在這個例子裡我們以 10 歲為一個單位。
   共有兩群體：富有群體 200 人 = 貧窮群體 200 人
   總共 400 人中，15-24、25-34、35-44、45-54 以及 55-64 年齡層各有 80 人。
3. 計算每個年齡層的死亡率，假設 15-24 與 25-34 年齡層的死亡率為 10%，35-44 年齡層為 12.5%，45-54 年齡層為 15%，以及 55-64 年齡層為 20%。
4. 將各社會階級依年齡層再分組。假設貧窮者的年齡層分布顯示老年人口較多：
   - 在 16-24 年齡組 30 人。
   - 在 25-34 年齡組 30 人。
   - 在 35-44 年齡組 40 人。
   - 在 45-54 年齡組 50 人。
   - 在 55-64 年齡組 50 人。

   而富有者的年齡分布顯示年輕人口較多，如下：
   - 在 16-24 年齡組 50 人。

- 在 25-34 年齡組 50 人。
- 在 35-44 年齡組 40 人。
- 在 45-54 年齡組 30 人。
- 在 55-64 年齡組 30 人。

（此類的年齡組成是一個舉例，在現實中不一定會出現）

5. 依總人口群中年齡層別死亡率，計算每一社會階級中各年齡層的「預期死亡人數」。
6. 將各年齡層的預期死亡相加，得到「總預期死亡數」。結果如下：

貧窮者群體：

年齡層	死亡率乘以人口數	年齡層預期死亡數
16-24	10%×30 =	3
25-34	10%×30 =	3
35-44	12.5%×40 =	5
45-54	15%×50 =	7.5
55-64	20%×50 =	10
總預期死亡數		28.5

富有者群體：

年齡層	死亡率乘以人口數	年齡層預期死亡數
16-24	10%× 50 =	5
25-34	10%× 50 =	5
35-44	12.5%×40 =	5
45-54	15%× 30 =	4.5
55-64	20%× 30 =	6
總預期死亡數		25.5

7. 這就是間接標準化的算法。雖然每一社會階級的人數都是一樣，但是貧窮群體的預期死亡人數仍是高於富有群體。這是預期的結果，因為

我們假設年齡長的人死亡率較高，而貧窮者群體中，人口分布多在高年齡層。因此，為了瞭解貧窮群體是否真的有較高的死亡率，我們必須比較每個年齡層的實際死亡人數與預期死亡人數。

8. 計算間接標準化死亡比的下一個步驟是，比較預期死亡數與實際死亡人數。此預期死亡數是已經調整過年齡分布不同的問題。
9. 將貧窮群體實際死亡人數即「觀察到的死亡數」（33 人），除以該群體預期死亡數（28.5 人），再乘以 100。
10. 因此，當觀察到貧窮者的死亡人數為 33 人，其標準化死亡比（SMR）之計算公式如下：

    貧窮者之 SMR = 觀察數／預期數 ×100

    = 33/28.5×100 = 115.8
11. 接著以同樣的方法計算富有者的標準化死亡比：假設富有者實際有 21 個人死亡，則為

    富有者之 SMR = 觀察數／預期數 ×100

    = 21/25.5×100 = 82.4

如果任一社會群體所觀察到的死亡人數恰等於預期死亡人數，則兩群體的間接標準化死亡比為 100，所以間接標準化死亡比是指各社會階級與總群體死亡率的差異。在這個例子裡，富有者的死亡率小於總人口死亡率的 18%，而貧窮者的死亡率則是大於總人口死亡率的 16%（詳細數字參考表 3.7）。

表 3.7　間接標準化釋例：標準化死亡比（SMR）

年齡組	人數		總人數	觀察（實際）的死亡人數		年齡別死亡率	死亡人數	總死亡率	「預期」死亡人數 *	
	貧窮者	富有者		貧窮者	富有者				貧窮者	富有者
15-	30	50	80	4	4	10	8		3	5
25-	30	50	80	5	3	10	8		3	5
35-	40	40	80	6	4	12.5	10		5	5
45-	50	30	80	8	4	15	12		7.5	4.5
55-	50	30	80	10	6	20	16		10	6
總計	200	200	400	33	21		54	13.5	28.5	25.5

註：各階級的標準化死亡比等於（「觀察」死亡人數／「預期」死亡人數）×100。例如，貧窮者為（33/28.5）×100 = 115.8；富有者為（21/25.5）×100 = 82.4。

*「預期」死亡人數為假設富有者與貧窮者的死亡率是相同之下的死亡人數。

第 4 章

病因路徑模型一：行為與文化模型

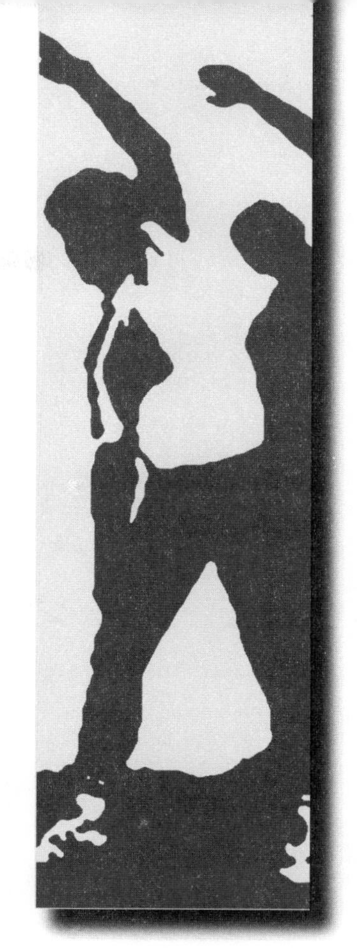

Health Inequality

許多研究分析健康不均的病因時，通常將病因混合討論，但，本書建議至少應分四個模式個別討論，包括行為的、物質的、心理－社會的和生命歷程的。因為，當我們試圖結合所有模型以分析病因之前，最好必須先回頭瞭解個別模型是如何解釋。也因為有些文獻嘗試分析不同的模型，並且彼此批判各個模型的分析；這樣的作法對於想要理解每一個模型的機制，或者不同模型之間的不同組合型態都是無助益的。

誠如第 1 章所述，布萊克報告書對健康不均的存在所提出的其中一個解釋，或許也是在之後的研究使用最普遍的解釋，就是「行為／文化的解釋」（behavioural/culture explanation）。報告是這麼敘述：

> 它強調不加思考的、不顧後果的以及不負責任的行為或輕率的生活型態是不良健康狀態之決定因素……，有些學者主張某些社會群體中，系統性的行為表現是缺乏教育或個人恣意妄為的結果……，其他學者則視「行為」是促成健康好壞的因素，而且這些行為是深植在社會結構之中；例如，社會上不同社會階級有不同的生活型態，甚至某些特定生活型態是因處於某一階級的結果（*Townsend, Davidson and Whitehead, 1986: 110, 114*）。

自從此報告發表之後，個人的研究及官方的調查，都反覆不斷地記載各個社會群體之間與健康相關的各式各樣的消費和休閒活動型態，其中最重要的變項就是抽菸、休閒活動，以及飲食中脂肪、糖與鹽攝取的總量。

表 4.1 呈現 1998 年英格蘭健康調查中，男性及女性抽菸比率的情形。當時英國最普遍用於測量社會經濟狀況的官方健康報告指標，就是英國登記局的社會階級分類（Registrar-General's social classification）。抽菸呈現一個清楚的「階級梯度」（class gradient）：不管是男性或女性，處在較劣勢社會階級者，其抽菸的可能性都較高。（註：但是，在第 I 專業

表 4.1　1998 年 20-74 歲的男性及女性抽菸行為在英國登記局的社會階級分類（RGSC）上的差異

RGSC	抽菸人口的百分比		人數 = 100%	
	男性	女性	男性	女性
I	21.6	29.9	218	87
II	27.1	38.1	1,374	1,010
III NM	42.0	41.8	462	1,563
III M	45.5	46.6	1,521	410
IV	48.3	55.3	714	985
V	55.4	56.4	233	413

資料來源：1998 年英格蘭的健康調查，作者自行分析。

及第 II 管理階級的女性比男性更可能會抽菸。）我們可以用許多不同的「風險行為」（risky behaviours）來重複呈現表 4.1 的數字，也可以用不同的測量指標（例如用所得或社會地位）來測量其社會位置，結果都相同。低所得或低社會地位者，他們通常有較少促進健康的行為，例如他們吃比較多精緻的白麵包、高脂肪的食物，而且他們也較少從事促進健康的行為，例如跑步或是一天五蔬果的飲食方式。

「直接」的行為解釋

布萊克報告書以及之後的許多報告都用「行為／文化解釋」來說明抽菸、飲食、酒精以及運動在健康不均的討論上所扮演的角色。在實務上，大多數研究行為模型著重在「行為面」多於「文化面」（例如，*Woodward et al., 1992; Lynch, Kaplan and Salonen, 1997b; Osler et al., 2000*）。一般而言，大多數的研究都使用了比布萊克報告書更不周延的分析路徑，這些研究無法發展出任何有關於為何行為會在不同的社會階級、所得或社會地位群體之間有系統性差異的理論觀點。

許多研究將健康行為作為健康不均的解釋，這就是作者所稱的「直接的行為模型」（direct behavioural model），它建立在一個隱晦不清的假設：人們在其就業環境具有較少的控制力、具較低的地位與所得，是因為天生較不具有某些類型的人格特質所致（*Bosma, van de Mheen and Mackenbach, 1999a*），這些人格特質意指：「智力」（intelligence）、「適應能力」（coping skills）或個人的可塑性。當某些人的這些特質都較差時，在學校的表現就會不夠好，因此就無法獲取較好的及優勢的工作類型。但為什麼這些特質會與風險性的健康行為有相關呢？讓我們再一次說明，這個假設意味著：較沒有錢、社會地位較低者的人無法獲得政府或健康專業者所提供的健康教育訊息，或是缺乏「自律」（self-discipline）讓他可以遵守健康教育的訊息。社會劣勢者也可能會被認為其自我控制的能力較差（屬於外在控制觀，external locus of control），或是可能比較短視，因此無法掌握這些短期享樂的事情所帶來對健康的長期負面影響，雖然這些觀點很少在研究中被明確的檢驗，但是它們存在於某些具有影響力的研究中。

直接行為模型可說是行為／文化解釋的亞型，在這個解釋模型中，社會狀態和行為之連結是起因於個人不良的人格特質，這些不良的人格特質與他們在社會結構中所處的地位是不相關的，這個模型也可以轉換為「可驗證的假設」；如果這個假設為真，以及如果我們有「控制觀」（locus of control）（是外在控制觀或內在控制觀）、社會地位和風險性的健康行為的資料，我們將預期如表 4.2 所呈現的數字。

此表我們可以看到，100 個人被平均分配到兩個社會階級，一個是優勢的，另一個則為劣勢的，50 個人具有內在控制觀，另 50 人具有外在控制觀。在內在控制觀群體中沒有一個人從事風險性的健康行為，但具外在控制觀特質的群體有 50% 的人有風險性的健康行為（在優勢階級裡為 5/10，在劣勢階級裡為 20/40）。然而，在優勢階級裡有 40 人為內在控制觀，但在劣勢階級裡卻只有 10 人；事實上在劣勢階級中有高風險性的行

表 4.2　若「直接行為模式」是正確的，社會地位、控制觀及健康風險行為的假設關係

控制觀	社會位置						
	優勢者			劣勢者			
	風險行為			風險行為			
	無	有	小計	無	有	小計	總計
內控	40	0	40	10		10	50
%	*100*	*0*		*100*	*0*		
外控	5	5	10	20	20	40	50
%	*50*	*50*		*50*	*50*		
總計	45	5	50	30	20	50	100

為的人比較多（20/50 比 5/50），完全是因為劣勢階級群體中有較多人是外在控制觀所致（反之亦然）。就百分比來看，在每個階級中外控（50%）與內控（0%）性格之風險行為比率是完全相同的；所以不同階級之間的差異只是在於各個階級的內外控人格的人數差異而已。我們可以將內外在控制觀的欄位改為某些心理特徵；例如，適應能力或宿命論，甚至是智力，都會產生一樣的結果。假如在健康風險行為之社會不均的直接行為解釋屬實，那麼不同社會階級之間的差異，將會完全是因為這些階級的人們其不同的心理特徵之分配情形所造成。

這個例子相當粗略而且似乎是荒謬，但是目的之一就是：它使得以「行為」作為健康不均之因素的研究論述能明確的呈現。事實上，表 4.2 遺漏一個步驟。有關此行為解釋的爭論就是，當具有較優勢的性格，例如內在控制觀時就能夠榮登較優勢的社會地位，這就好像精神力量所造成的結果。所以，在這類的解釋中，社會地位對健康行為的「作用」（effect）就不存在；心理的「優勢者」（superior）往往擁有較好的健

康，而且他們也通常處於較好的社會環境。在這個最簡單且最清楚的行為解釋觀點中，也許我們應該可以這麼說，有外在控制觀特質的人比較有可能變成社會劣勢者，而且較可能有抽菸、喝酒過量或缺乏運動的行為產生。一些具有高度的內在控制觀，但最終卻落入劣勢社會狀態的一些不幸的人，其健康狀態依然良好，但這些人的特質不足以影響該社會階級所有人的整體行為。

以上我們所陳述有關行為的解釋論述中，「文化」（culture）因子很顯然的沒有任何作用，事實上它是「選擇」的論述之一。當然，在實務上，這個「直接行為」（direct behavioural）模型已經很少受到檢驗，如果我們檢驗此模式的話，研究結果將是相當複雜的。社會優勢和劣勢者通常被發現與某些特定的心理特質有關，但是並不像虛構的表 4.2 如此強烈的相關。而且，心理特徵與健康行為是一層更加複雜的關係。在少數研究之中，荷蘭有一研究曾檢驗心理和社會因子在健康行為之社會差異的相對重要性，結果發現，雖然心理因素是一部分因子，但物質因素才是重要的一部分。換句話說，雖然較低教育程度的人們較可能會抽菸及有較不健康的飲食型態，一部分是因為他們的心理特質與那些較高社會地位者有所差異，但更重要的是由於這些人的所得較低（*Stronks et al., 1997*）。此研究結果之健康政策的意涵為，就健康風險而言，改善教育程度較差者的所得狀況會比試圖改變其心理特質來得重要。

行為是某「文化」的結果

布萊克報告書並未採用上述的「直接行為」來解釋健康不均，因此該書的作者使用「行為／文化」之混合詞來說明，因為沒有任何一個社會人類學家或文化心理學家可以接受此一說法：「不加思索的、不顧後果或不負責任的行為或是輕率的生活型態」，可以稱之為一個「文化」（culture）。布萊克報告書的作者以及許多之後的研究者，似乎也視健康相關行為的社會差異是因為他們處在社會結構的劣勢狀態以及低所得的結果；他們似乎也沒有將風險行為或社會劣勢視為一種人格特質的結果。很少有像是 Stronks 及其同事這類的研究，真正的去測量不同階級的人其心理特徵與其生活環境，對社會階級（以職業為代表）和風險性健康行為間關係的解釋力。結果他們發現某些行為表現上的差異可以歸因於心理特質上的不同，但是，與人格特質無關，許多差異都是由於所得的不同所造成的。然而這並無法解決問題。在社會政策方面，此結果則有利於去宣稱應提高最低薪資以及津貼；但是對心智方面，此結果並不能告訴我們下一步應如何做。為什麼較低所得的人們就應該是較會有抽菸行為或較少運動呢？但是，戒菸以及多走路，或是在休閒時間慢跑並無法避免低所得。因此就產生了另一個解釋：用「文化」的概念來解釋風險性健康行為之社會差異。

專家學者在許多研究上對文化有各式各樣的定義。最早在 1871 年，人類學家 E. B. Tylor 將文化定義為「知識、信仰、藝術、道德、法律、習俗，和任何其他的能力及受社會成員所要求的習性之總和」（*Tylor, 1871*，引自於 *Berry et al., 1992: 165*）。如此廣泛的定義通常包括規範社會群體活動所共享的規則（或常模）。80 多年後，Kroeber 和 Kluckhohn 兩位學者綜合上述的定義，將文化稱之為「傳統的思想以及特別是依附人們身上的價值」（*Kroeber and Kluckhohn*，引自於 *Berry et al., 1992: 166*）。這是一個文化的「觀念性」（ideational）模型：文化是存在社群的菁英份子中有意義的體系。文化的另一個「行為的」（behavioural）模型則稱文化是行為的組成，這些行為規律地發生在社群裡的機構主體（institutional domains），例如宗教的、家庭的或是政治的機構（*A. Singh-Manoux*，作者與其之個人對話）。在此論述之下，行為就包括 Bourdieu 的「習癖」（habitus）之概念，也是在整個生命歷程中，由於居住在某一特定社會環境，所塑造及學習而來的一組行為。Fassin 曾逼真的描述生活環境與行為的關係為：「l'inscription de l'ordre social dans les corps ou...l'incorpora de

l'inégalité」（中譯：銘刻在我們體內的社會秩序，或是不均的融合）（*Fassin, 2000: 135*）。

就人類學的理解而言，有關健康行為之社會差異的文獻中，很少能將建康行為差異視為社會階級間的「文化」差異（*Shatenstein and Ghadirian, 1998*），但是仍有一些研究理解到社會差異所形成的健康行為之差異遠比個人的心理特質所造成的差異來得重要。一方面，由於少數研究已經調查了相關的問題，結果發現，幾乎在所有社會階級，每人都清楚的瞭解抽菸是對健康有害的（*Blaxter,1990; Shewry et al., 1992*）：也就是說，由於不同的社會階級並沒有不同的理解，所以「不同的理解度」無法解釋抽菸行為在社會階級的差異（如表 4.1 所示）。Blaxter 的經典著作《*Health and Lifestyles*》是檢驗文化角色最重要的例子，她分析有關健康行為信念在社會階級差異的角色（*Blaxter, 1990*）。舉例來說 Blaxter 研究「健康飲食」（healthy eating）態度之階級差異，結果發現：「階級間態度上的差異」只能解釋勞力工作者及非勞力工作者這兩個群體間「行為差異」的 1%；換句話說，非勞力工作者比勞力工作者有較健康的飲食習慣，其健康飲食的信念及認知並不是重要的影響因素；在此研究中發現，事實上最反菸的人是抽菸者本身（這些人通常也是處在較劣勢的社會階級）。所以在這個案例中，由於社會階級之態度（或直接稱文化）是相同的，因此並不是抽菸行為之社會差異的因素之一。

教育與行為

另一方面，Blaxter 和其他學者的研究已經發現教育程度與健康行為有很強烈的相關：教育年數愈多及愈多的正規教育訓練，就有愈健康的飲食習慣、較少抽菸並多運動（*Gran, 1995; Hoeymans et al., 1996; Iribarren et al., 1997*）。這個結果使得行為／文化觀點的解釋能與 Bourdieu 所稱的習癖結合。也許，在優勢社會群體的文化中，對教育和健康都是比較重視？

以至於生活在這些群體的孩童養成某些特定的性格行為：用功讀書、學業表現優異。我們可以假定一個結果，就是他們比較容易停留在與其父母一樣較優勢的社會狀態，以及保有此一社會階級較健康的生活型態之習性（*Lynch, Kaplan and Salonen, 1997b*）。舉例而言，任何社會地位和抽菸的關係並非因態度而有所不同，而是取決於過去所養成的習慣而定。這個假設必須由蒐集其父母的社會地位之資料來檢驗，我們預期會看到父母的社會地位與個人的教育有關，而教育又會影響到個人成年時期的社會狀態，並進而影響其健康行為。

一般而言，當研究發現教育在健康上的影響力比個人的社經地位還來得更具統計意義時，表示支持健康不均是由於某些心理或文化優勢所造成的觀點，這些心理或文化優勢促使個人取得社會優勢地位及發展出保護個人健康的能力。但是即使我們用一個似乎合理可信的和簡單的觀點來呈現文化造成健康行為的社會差異，仍需要相當謹慎小心並具體指出其意義所在。在「行為／文化的解釋」有許多不同的陳述，為有利於運用它來做明確的實證檢驗，每一陳述都需要清楚的界定才行。

總而言之，以健康或健康相關行為風險的信念來定義文化之概念，進而分析健康不均的社會差異，似乎沒有很大的幫助。Blaxter 的研究使用最接近文化的概念，像是有關健康生活型態的想法、價值觀和規範等，而且相當嚴謹的試著測量這些變項，結果卻發現文化對勞力及非勞力社會階級之間的健康行為的差異貢獻很小。但是如果我們用教育來定義「文化」，那麼文化對健康就會呈現相當大的影響力。

健康行為、自我調節與心理性的報酬

用教育來預測風險性的行為和健康狀態是相當好的方式，但是我們仍然需要發現這兩個因子間的連結。一個觀察社會地位和健康行為之間的關係較受肯定的方法，是最近從心理和神經病理學文獻中發現的，它主要環繞在「自我調節」（self-regulation）的概念，Siegrist 將此概念納入社會流行病學中。Siegrist 認為重要的社會角色（工作者、家庭或親密的群體成員、積極的公民）的實現可以支持所稱的個人自我調節（*Siegrist, 1998, 2000*）。自我調節是對個人在某一社會中，獲得的尊重及被接受情形的「正向回饋」（positive feedback）的概念。因此靠著獎勵一些有價值的行為，這種自我調節會使個人和給予期待行為的社會之間有良性的互動，這些正向的訊息會影響到大腦內部某些化學物質的分泌。當這些化學物質缺乏時，（例如，壓力事件出現時）就必須透過某些物質方式來減緩這些壓力，例如攝取甜食或富含碳水化合物的食物、使用酒精或尼古丁，或是藥物濫用。

Siegrist 認為當重要的社會角色被剝奪時，像是親密關係破裂、失業，都可能使自我調節的資源消失。接下來我們分析社會經濟狀況與有害事件風險間的關係。根據英國社會經濟分類國家統計（NS-SEC）分類表所定義的社會階級劣勢者，會有較不安定的工作型態。工作的安定性，以及是否為能發展成為個人生涯事業特質的工作，事實上是將人們歸類於某一 SEC 的標準。因此並不會訝異，發現處於 SEC 第六及第七階級的人較可能會抽菸或擁有較不健康的飲食；低所得或是接受津貼救助的夫妻，較可能會分居或離婚，進而促使他們落入「角色喪失」（role loss）的高風險之中。有關積極的公民身分、參與志願組織、教會、政黨及類似的活動的社會差異較少被好好的研究及理解；但是，有一些研究證明，地區的「社會資本」與健康有相關，此研究中以「多少人參與當地的社會組織」定義地區的社會資本。

視文化為一種社會區隔

我們可以回顧一下第 2 章，並同時嚴謹的批評《*Health and Lifestyle*》的研究中缺乏某些文化角色的證據。有關社會位置的測量，

Blaxter 用的是英國登記局的社會階級分類（the Registrar-General's Social Class, RGSC），是當時最完整的分類指標。但是，現在不同社會位置的測量已經變得相當普遍；例如，或許我們會用 Cambridge 量表，它是以當人們在休閒時間時，選擇與什麼樣的人相處為主（見第 2 章），因此社會位置與生活型態之關係可能就有所不同，但是檢驗這種觀點的研究未曾被執行。我們必須知道是否文化的測量（有關健康和健康相關行為的信念）比較接近 Cambridge 量表中的社會位置，而與 RGSC 的社會階級相關性較低，這是相當有可能的。但是我們仍須思考 Cambridge 量表的基準（也就是友誼的選擇），本身也是文化及「習癖」很好的測量指標，此指標遠比人們說他們相信飲食或抽菸對健康是多麼重要的，或者他們多麼相信自己能夠控制好個人的健康等指標更好。是不是有可能，飲食、抽菸等等類似行為的社會差異就好像不同的社會階級的人會選擇不同的裝飾品或不同的流行服飾一般？它也可能只是處在某種社會環境的人們，很簡單的認為不抽菸或是運動是「符合社會習俗、應該做」（the done thing）的事？

這個生活型態角色的說法是 Pierre Bourdieu 的另一個建議。他認為某些社會群體會選擇不同形式的休閒活動、衣服、書籍、音樂及食物等，來展現並維持他們與其他群體的「區隔」（distinction）（*Bourdieu, 1984*）。在本節中這項討論是相當重要的，它意味著，這是促使人們去遵守那些與健康信念無關之行為的有力因素。例如，在印度文化中，素食主義就是一種較高社會群體——波羅門特權階級（Brahmin）成員的特徵；由於它是社會地位的重要象徵，期望自己成為較高社會地位的人士，他們會採取素食主義並拒絕穿著皮革製品（*Shatenstein and Ghadirian, 1998*），這個策略就叫做「梵化」（Sanskritisation）（譯者註：較低地位者改變其行為與上層地位的人相似，以達到升格為上層地位者的手段）。Bourdieu（*1984*）指出，在法國社會，討論食物和音樂品味是人們試圖建立他們是屬於高高在上或下等群體的一種方式，因此表現上等群體凌越於下等群體的優勢地位，這現象使得在文化劣勢背景下的年輕人難以融入有許多法國菁英的巴黎大學及技術學院的社會生活及求學。

很多研究已經發現健康行為與以朋友的選擇為社會經濟位置（Cambridge 量表）之間具有很強烈的相關。這些研究的結果支持了一個觀點，就是群體間所共享的文化或生活型態可能影響到健康之社會差異（*Chandola, 1998; Bartley et al., 1999; Sacker et al., 2000a*）。即是對健康的態度不同似乎也不會對健康風險的行為產生太大影響，因此，不同社會地位的各種文化的差異才是重要的因素。採取健康生活型態的社會差異並不是由於健康信念，就像在教育那個小節所敘述，它僅僅被視為「和我們一樣的一群人」（people like us）該有的適當行為而已。

若文化是一種共享的生活型態，並將其作為社會區隔的過程，則文化會影響健康行為的論述是正確的。這類的文化影響並不是由於健康資訊使其行為改變（*A. Singh-Manoux*，作者與其之個人對話）。雖然沒有許多相關的研究，但有研究指出，孩童時期的社會劣勢對其之後的健康相關行為具有顯著的影響；但我們並無法澄清兒童時期什麼程度的劣勢與成年行為有關，而且，這種關係是一種「文化」延續的結果，並非兒童時期心理特徵的影響。但是，有許多個別的研究顯示教育成就與健康行為，以及兒童時期的劣勢與教育成就兩者皆具有強烈相關。所以這可能支持以下的說法：家庭的某些文化，對於教育的價值觀扮演著重要的角色。當一個年輕人開始想要透過他的教育或之後的職業成就取得社會地位時，他們隨後會進入一個社會背景，在這樣的社會背景之下，他至少會表現某些優勢的生活型態，這生活型態與所建議的健康行為是一致的。所以，像這樣的證據似乎支持社會地位（聲望）與生活型態文化之間是較具有關聯，而非就業與健康行為之間有關係。

文化轉移

從歐洲國家健康不均的比較研究出現較新且複雜的行為／文化理論（*Kunst, 1997; Mackenbach et al., 1997*），我們可以稱為「文化轉移」（culture shift）的解釋，它聚焦於各國之間某些健康風險行為整體盛行率之差異。

令人驚訝以及仍具爭議性的是，這些跨國比較的研究發現，富裕且平等主義的北歐國家，例如挪威和瑞典等，其各階級之間的年齡別死亡率，比義大利、愛爾蘭及葡萄牙有相似或更大的不均情形。甚至更令人驚訝的是，在 1980 年代，男性 30-44 歲死亡率的差異情形，在瑞典比在美國更不均，但 45-59 歲之男性則沒有差異（*Kunst, 1997*）。對此 Kunst 認為：

> 過去有許多理由令我們預期，在平等主義的社會經濟情況下，很多的政策會減少健康不均。然而，比較性研究並無法支持這個期望。從國際比較結果顯示，較強調平等主義政策的國家中，其死亡率在社會經濟上的差異並不小……，某些潛在環境因素，例如文化因素，在健康不均的研究中已長期的受到忽略（*1997: 142*）。

飲食習慣是文化面向分析的方向之一。在一些所得不均較大，但健康狀況卻較佳的南歐國家中，大多數的人們通常是遵循一種較健康的飲食方式（*Kunst, 1997: 206*）。「擁有一個健康的飲食方式」（having a healthy diet）並不是這些社會裡特別的生活型態；所以吃水果、沙拉和橄欖油並不是一個選擇之下的生活型態，所以也就與處於社會的劣勢或優勢無關。相同的，在酒精濫用或狂飲程度較低的國家，其與酒精相關的死亡率不均的情形也就比較低；這就好像，每個國家有不同的「國家原罪」（national sin），當人們面臨一些困境時，他會發現自己很容易染上該國特有的「原罪」（sin），這些原罪導致健康不均的重要因素，而且不同的國家有不同的「原罪」。例如在芬蘭，是酒精的過度消費導致急性中毒及意外的死亡；美國則為高脂肪、低蔬菜的飲食習慣導致心臟疾病的產生；在英國是抽菸和肺臟疾病較多；在法國則常見慢性高濃度之酒精使用導致肝硬化的情形。另外，在美國槍枝氾濫可能也是貧民區內年輕人被殺害的死亡率如此高的一個因素，此高死亡率使得美國的健康不均相當的明顯。比較性研究也發現一些情形，不同國家間健康行為的社會階級差異是各國健康不均不同的原因之一；例如，在法國或西班牙中產階級抽菸人口比瑞典多；在瑞典、挪威或英國的中產階級比在法國、西班牙、義大利、希臘或瑞士的中產階級更普通的熱衷於健康的生活型態。

因此文化轉移理論包含兩個要素。第一個即所謂的「文化」：以不抽菸、低脂食物以及休閒活動的生活型態而呈現的社會區隔，並未普遍存在於西班牙或希臘社會中。假如每個人都食用橄欖油，那麼就無法用這個方式來判定一個人的社會地位。第二個要素是當地現有的物質，某些國家的水果和蔬菜（或是生產適量的酒）相當便宜且普遍，這些食物是每個人都負擔得起的飲食型態；例如，在西班牙或義大利不需要任何的智慧、適應技巧或自我調節等能力就能決定要去食用番茄、大蒜和橄欖油；同時，這也不是一種富裕的生活型態特徵。然而，有嚴重的酒精濫用（或其他藥物的過度濫用）的全國性生活型態之國家是一個比較複雜的現象，而且比較難以解釋。在所有南歐國家，所有社會階級都有很高的抽菸率，因此心臟疾病方面的社會不均的現象也較低，因為心臟疾病是大多數歐洲國家中老年男性最普遍的死因，這意指在這些歐洲國家中整體的健康不均情況較低或不存在；而且健康不均也在一些南歐國家中並不明顯，這些南歐國家其各階級之間健康的飲食習慣以及適當的酒精攝取的情形大都是相同的。所以依據這個理論來看，南歐國家的健康不均情形會出現，只有當社會地位較劣勢的人口有喜愛高脂、高糖分的食物的情形，以及開始像北歐似的「狂飲」（binge）時才會發生。

目前的呈現只是一個理論，因此我們不可以太過於強調。目前仍沒有任何一個國家的代表性樣本之人口長期追蹤資料，來檢視是否希臘或

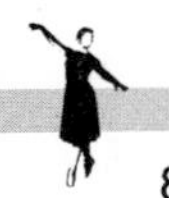

西班牙之較劣勢社會地位的居民，即使他們縱情於狂飲及吃漢堡也較不會得到心臟病。我們亦無法得知一個具有吃沙拉的飲食習慣的瑞典證券經理人（譯者註：社會地位優勢者），是否會與吃牛排和薯條飲食習慣的希臘人有相同的預期壽命。

有一個例外是對英國及日本不同職業階級（是社會位置的測量）男性的健康行為差異的研究（*Martikainen et al., 2001*）。較劣勢社會經濟位置（指職業階級和教育程度）的日本男性，較可能會抽菸、有較高的纖維素原（一種使血液較容易結塊的物質）及高血壓。這樣的結果與可比較的英國樣本所呈現的社會梯度是相似的。不過，研究發現心臟疾病的其他風險因素上的社會差異在英國與日本是相當不同的。在日本，較高職業階級的優勢男性會比較低階級者有較高的身體質量和不健康的「梨形身材」(pear-shape)，而且這在愈年輕的男性身上愈明顯。

這份報告的作者們推測，日本的年輕男性所採取的是喜食肉類及高脂食物的西北國家的生活型態或文化模式，這並不是傳統的日本飲食習慣，是否這可以被視為「文化的轉移」是一個有趣的問題：因為，這份報告是一份流行病學的研究，並未包括價值觀或信念的資訊。當與來自西方國家的同事接觸較多時，年輕的日本高階職業人員是不是就認為這樣的飲食型態是一種社會地位的象徵，因而身體力行？而且，是否他們採取這些行為就能表現其較高的社會地位及「時髦」（modern）嗎？當然，牛肉在日本是相當昂貴的商品，能夠大量消費者就是富裕的特徵。所以，如果「文化轉移」理論在此具有某些真實性，那麼下一件事我們預期看到的就是，在日本高脂食物的飲食會從優勢社會地位擴散至劣勢社會地位（雖然在這個結果發生前牛肉的價格應先下滑）。如上述情形發生，則可以預測到高社會地位的生活型態就應該再次轉移為慢跑和沙拉的飲食習慣，伴隨而來的是日本男性的心臟疾病之社會不均情形會擴大。無論哪一個解釋是比較接近事實，這表示我們必須對於社會影響力和生活型態的連結有更好的理解才是。

第 5 章

病因路徑模型二：心理社會模型

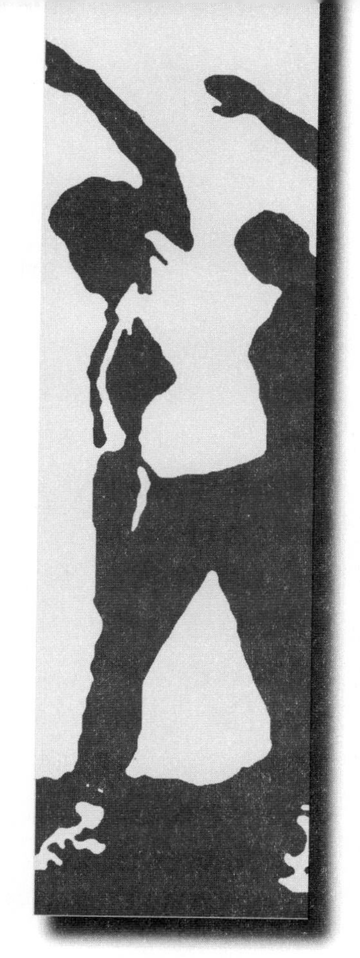

Health Inequality

大多數調查健康不均原因之研究都已包括如上一章所討論的行為測量，但研究大都發現，健康行為無法解釋所有的社會差異（*Pocock et al., 1987; Bucher and Ragland, 1995*）。英國公務人員世代追蹤研究（Whitehall studies）比較倫敦的公務人員其工作階級與健康狀況及死亡風險的差異。由於英國的公職體系是一個高度科層制度的組織，職業的層級是測量聲望、所得和受僱關係相當準確的指標（*Marmot et al., 1978; Marmot et al., 1991; Marmot, 1993*），但結果發現，雖然不同階級其健康行為是有所不同，但只能解釋不同工作階級間，其 7 年死亡風險相差 4 倍的四分之一而已（*Marmot, 1989*）。

這些的研究皆指出：我們必須探討除了吸菸、飲食和運動等行為之外，其他可以解釋優勢和劣勢群體之間健康差異的因素。由於在現代工業化社會中優勢和劣勢群體之間的健康差異太大以至於無法純粹由「物質」因素來全面闡述。非技術性勞力工作者（RGSC 第五階級），比律師、醫師與管理者少賺很多錢，但是這並不意味這群勞工沒有足夠的薪水購買足夠營養的食物；此外，低所得的工作者通常接受許多政府補助，像是租金、孩子在學校享有免費的營養午餐等，這個議題將會在第 6 章更深入討論。在英國，飢餓和暴露在高危害因子不能全然的合理解釋最優勢和最劣勢的社會階級之間 6-7 年的平均餘命差異（*Harding et al., 1999*）。因此除上述模型之外，「心理社會模型」（psycho-social model）是被廣泛研究的議題，此模式認為：解釋健康差異必須包含所謂的「心理社會風險因素」，而這些變項大致包括：社會支持、工作的控制和自主性、家庭和工作間的平衡以及努力和報酬之間的平衡。

用缺乏物質如此簡單的概念來解釋健康不均並不足夠的另一個理由是，經由國際比較及許多研究之後，我們發現並不是所得分配最底層的這群人都不健康，但其他人健康都很好。相反的，從高階級到低階級我們發現梯度的現象。例如，不僅英國 RGSC 第一階級的男性比第五階級的男性健康情形好；而且在第一階級同時擁有車輛及有價證券者，也比

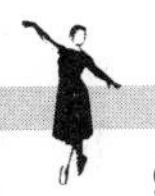

相同階級中只擁有車輛或有價證券其中一項者的預期壽命高（*Wannamethee and Shaper, 1997*）；同樣地，第一階級擁有兩輛車者也會比只擁有一輛車者來得健康（*Goldblatt, 1990a*）。社會優勢者具有較佳的健康，我們將他們稱為健康不均中的「優良的品種」（the fine grain）（*Davey Smith, Bartley and Blane, 1990b; Davey Smith, Blane and Bartley, 1994*）。

到目前為止，有關這議題最完整的研究，首推 Lynch 與其同事以 2,272 的芬蘭男性為樣本，研究 10 年間（1984-1993）所得和死亡率之間的關聯。研究結果指出，在參與計畫期間，所得最低之二十百分位群體比所得最高之二十百分位群體多 3 倍的死亡機率。此模型包含像是抽菸、肥胖和其他行為因素等風險因子以及其他心理和社會風險因子，可以完全的解釋所得與健康的關係。此研究有兩個重要發現：第一，所得與死亡率之間的關係被認為，死亡率與飢餓、暴露風險因子是無關的；低所得者具有較高的心臟疾病風險，是因為其抽菸以及體重過重，而非體重過低。在現代福利國家中，低所得者似乎因為他們有特定消費型態而使他們的健康遭受較大的危害。第二項重大發現是，研究者必須涵蓋所有心理社會變項，像是社會支持、受僱關係以達到完整的解釋，只考量抽菸這種之行為變項是不夠的（*Lynch et al., 1996*）。

雖然有害健康的行為一般被認為是低社經地位者所常有的，但是低所得的和較多這些行為之間並沒有邏輯上的關聯。截至目前為止，文化因素比心理社會因素更能補充說明行為解釋健康不均上的不足，但是這總是需要某些社會層面的連結，而不是只考慮到經濟方面的解釋罷了。Siegrist 的「自我調節／社會報酬」（self-regulation/social reward）理論是結合行為和心理社會研究取向的解釋（參考第 4 章）。就像我們所看過的，當一個人面對自社會角色獲得的報酬受到威脅的情境時，大腦系統會變得渴望一些外在物質來舒緩，同時對這些物質也較易成癮。所以一些不健康的物質（不管合法或不合法）讓人們在特定的心理狀態下成癮風險較高，這被視為社會群體間行為差異之心理社會模型解釋。

Siegrist 對健康不均的行為解釋觀點，認為低報酬的感受改變大腦的化學物質分泌，使得個人容易受到外在物質誘惑而成癮；但是，這並非典型的心理社會模型。許多心理社會解釋文獻關注的是：由於不均、支配或主從關係的感覺直接地影響個人的生物過程。在本章，我們將描述這種「直接的」（direct）心理社會解釋；在各種方法下，這種健康之社會不均的解釋是當代最普遍的。不僅強調物理性危害和行為而已，直接的心理社會因素專注在社會不均帶給人們的感受如何，以及這些感覺可能帶給身體哪些變化。

戰、逃或挫敗

對動物或人類而言，當我們面對外在威脅時會產生兩種反應（*Brunner, 1997*），最著名與常見的就是「戰或逃」（fight or flight）的反應。身體由大腦接受警告訊息時，會激發兩個反應機制：交感神經腎上腺髓質系統與下視丘 — 腦下垂體 — 腎上腺皮質系統（HPA）。而這兩個機制都是位於腎臟上方的腎上腺作用，因此會釋放出腎上腺素（adrenaline），而「腎上腺髓質」的迴路包括腎上腺髓質的內層中的一個結構，而「皮質」（cortical）的迴路則包括外層或皮質層。

交感神經腎上腺髓質的迴路是眾所皆知的戰與逃反應。此反應包括平衡副交感神經系統的交感神經系統，交感神經系統負責身體無自覺的日常例行性工作；例如心跳的速度、對外在溫度的反應機制（發抖或流汗）、調節血液的酸鹼度等。交感神經系統刺激腎上腺髓質分泌腎上腺素，同時在交感神經末端分泌正腎上腺素，此物質釋放凝血因子至血流中使得血液更容易凝固成塊；同時，心跳和血壓上升、微血管收縮，這可以避免傷口的大量失血，但反過來也可能讓血壓升高。

在人類過去的演化中，暴力行動被認為是受戰與逃的反應機制所刺激（*Brunner, 2000; Steptoe and Willemsen, 2002*）。腎上腺素只會停留在血液中短

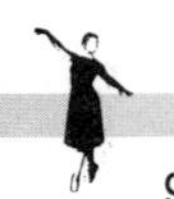

短的幾分鐘，爾後爆發出強而有力的生理活動（戰或逃）。一旦這套生理運作結束，假使此人存活下來，副交感神經系統必須很快的使身體回復正常狀態。然而在現代社會中，害怕和焦慮的感覺經常必須被壓抑，例如困在塞車中，或是被公司高階主管欺負，我們知道在這種情境下做任何生理反應都是無用的，即使我們逃避，並沒有產生任何生理反應。因此，長期的忍耐壓力，最終將使得血壓呈現慢性升高的狀態。

第二個循環機制是：下視丘－腦下垂體－腎上腺皮質軸（簡稱為HPA 軸），此方面最重要的影響是皮質醇（cortisol）的分泌釋放。賀爾蒙的訊息傳導是經由下視丘到腦下垂體，腦下垂體分泌賀爾蒙進入血液並刺激腎上腺皮質，進而持續的釋放皮質醇進入血液。皮質醇和其他相關的賀爾蒙稱做「類皮質糖素」（glucocorticoids），調整人們在正常環境下某些新陳代謝系統。這個行為機制的重要目的是，可以增加我們血液中的糖和脂肪，因此增加可以使用的能量。如同我們過去演化階段一樣，假使具有壓力的狀態可以藉由暴力行動抒解，這些能量將會被消耗。但當面對塞車時，人們不能以暴力抒解這壓力，若個人之易感受度較高，其脂肪和糖會囤積在血液中，「動脈粥狀物質」（atheroma）會沉澱並使血管開始變窄；纖維素原（如之前所提，戰與逃的機制會增加其產生）形成小血塊，並使得狹窄的血管阻塞。假使這發生在心臟肌肉的血管中，則這肌肉的血液供給就會匱乏，使得心臟跳動變得不規律，並伴隨有胸痛——這就是心臟病發作。

類皮質糖素也會直接地影響情緒，不管社會環境，當人們長期處在被威脅或憂鬱的感受中，則身體會製造太多皮質醇；因此產生一種罕見的疾病——稱為庫森氏症（Cushing's syndrome）。因此某些研究者想要去尋找憂鬱和續發的心臟疾病之間的關聯（*Kauhanen et al., 1996; Ford et al., 1998*）。皮質醇也有阻止發炎的作用；一般而言，類皮質糖素是轉移一些身體例行任務的能量，去執行短期的身體反應，預防感染及不正常的細胞增生與修補身體受損組織。這個機制使得人體有效的面對短期激烈的

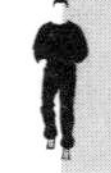

威脅，但當人們常一直處在這類的威脅情境，而且沒有明確的方法去面對或逃避，久而久之問題就會產生，結果是預防傳染病的能力和預防早期癌症的能力可能會下降。

壓力會引起新陳代謝和免疫系統的損害，稱之為為過度「適應負荷」（allostatic load）的結果（*McEwen, 1998*）。適應（allostasis）字面上的意思是身體在外在環境改變下，像是溫度改變和節食時，有能力去保持自己身體的穩定性。不健康的心理社會病源的適應負荷模式強調的是，在短時間內發生太大的改變，以至於身體企圖去反應而超過負荷與耗盡。因此我們預測，若我們處在某些不適的環境之下包括過熱、過冷、過度噪音或是較差的飲食等，比較難以忍受令人討厭的老闆。

適應負荷的失敗可能是心臟疾病病源之一，高血壓患者及血管中有較高濃度的纖維素原者（*Tunstall Pedoe et al., 1997*）較可能易引發心臟病發作。一些研究中已指出血壓會反應壓力狀態：人們挑戰困難的任務、參與有壓力的事件或經驗都會使血壓升高，或是在血液中形成較多的纖維素原及囤積有害的脂肪（*Friedman, Rosenman and Carrol, 1958; Moan, Eide and Kjeldsen, 1996*）。還有一些證據也顯示，過量的適應負荷較常出現在較低社經地位階級的人們；例如某些研究指出：在劣勢社會環境的人們有較高的血壓及血管纖維素原（*Tyroler, 1989; Moller, Kristensen and Hollnagel, 1991; Wilson et al., 1993; Brunner et al., 1993; Myllykangas et al., 1995*）。也有發現指出，當人們感受到努力與回饋不成正比時，其纖維素原的濃度也較高（*Siegrist, 1995*）；工作型態是超過自己能力範圍者，其纖維蛋白溶解的功能（溶解凝結的血塊）易受損（*Vrijkotte et al., 1999*）。從這些研究中，我們可以做一個假設，就是在工作場合與社會中，較高的壓力與較少的權力和位於劣勢是相關的，這種情形使得血管中較易形成血塊，以至於增加心臟病的風險。

如上述，在壓力狀態下體內會釋放皮質醇及增加血液中脂肪的濃度，我們常用血液中三酸甘油脂與低密度脂蛋白膽固醇（LDL）來測量「危險性」的血脂訪。研究指出壓力的情境會增加血液中的脂肪（*Friedman et al., 1958; Moan et al., 1996*）。其他研究也指出，慢性焦慮的象徵，例如心跳過快，是與高血壓和血液中較高的三酸甘油脂有關（*Wannamethee and Shaper, 1994*）。社會流行病學家已經斷定，壓力環境產生的情緒反應，接著帶來生理上的改變，因此增加心臟疾病的風險，也許是一個因果路徑。而且，這些參與試驗並呈現這些生理效果的人並非是低所得者；這類的研究對象包括會計師（*Friedman, Rosenman and Carrol, 1958*）及公務人員（*Ferrie et al., 1995; Carroll et al., 1997*），顯然的，這兩類的人所得並不低。

壓力與社會結構

這些研究支持各種的劣勢經驗和事件與健康結果之間連結的模型。雖然這些發現在心理社會學和健康不均的文獻均得到相同的結論，劣勢的社會階級、低所得或差的環境只是這類劣勢經驗的例子而已。根據此模型，健康是如何受一個人所處社會結構的位置所影響的呢？這個問題一般很少被討論，反之，個別的研究通常會選擇某些自變項或假設性的因果變項進行分析看看它們的關係。研究中所使用的健康結果的測量也是相當多樣的，其中心血管疾病的死亡率時常被研究，但這只能得到社會位置與死亡率的關係，無法檢驗模型本身，亦即這無法證明它們的關聯是存在的——優勢階級或地位的人們有較低的血壓或危險性血脂肪濃度較低（*Wamala et al., 1999*）。較好的心理社會模式之驗證應該要包含以上這些測量變項。理想上，我們應該研究一群在不同社經位置的健康人口，他們血壓、血脂、纖維素原等都正常，並加以追蹤一段時間；在劣勢社經位置和情境的人應經歷較多的有害事件，之後他們的血壓和血脂會升高，最後，劣勢者比優勢者較易罹患心臟疾病（*Steptoe and Willemsen, 2002*）。如此就可以簡單的測量健康不均的心理社會模型。

但是，在實務上，有許多的理由可以說明檢驗健康不均的心理社會模型並沒有想像中的那麼簡單。最重要的就是成本問題，蒐集大量的血液樣本是很昂貴的，而且這樣的行動在許多國家是需要倫理上正式的許可。有許多種可以減少因為社會不均所產生壓力的社會改變是我們所期待的，不管是否這些社會改變能夠促進健康。因此進行侵入性的檢驗，以驗證貧窮或低社會地位與健康的關係是否為道德所允許的，仍然是有爭議的；而且，從血液檢驗血脂及纖維素原等等更需要額外的成本。這類研究的第二個困難點是：事實上，很難在不同社會位置中找到足夠的樣本數，而且他們的身體健康狀況在一開始是相同的。某些理由是很明顯的，而且我們將在第 7 章討論社會不均如何影響整個生命歷程。在所有社會階級裡健康的這一群人通常是傾向於較年輕的一群，現在，在 60 歲以下會發生心臟病的機會是非常少的，因此這產生了第三個問題：為了觀察足夠量的心臟病人數（甚至任由他們死於心臟病），研究者必須抽取大量的樣本，最終大部分的人健康狀態仍然相當良好，因此並無法提供任何有結果的資料（譯者註：也就是在很長的一段觀察時間後，很少人會發展成為心臟病，因此沒有足夠的資料量可以分析）。

心理社會因素的類型

社會支持

我們已經描繪以心理社會解釋來理解健康不均的生物性證據，若能將此解釋記在心中，在評估不同類型的心理社會因素對健康不均的解釋時就會更加的容易。到目前為止的研究，不同類型的心理社會因素主要集中在三個生活範圍：家庭、職場和社區。

社會支持也許是探討引起不健康的社會因素研究中最原始的心理社會因素，但對於健康不均的討論就較少將社會支持當成可能的因素。

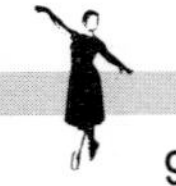

社會支持通常會和其他類型的壓力相提並論，並被稱為「緩衝因子」（buffering factor）。換句話說，當壓力發生時（例如工作壓力增加或失業），社會支持是這些事件的不良影響之防衛機制（*Steptoe, 2000; Vahtera et al., 2000*）。壓力源像是擁擠的交通和欺凌的老闆，是一個連續的社會、心理、生理事件，在假說上，這些事件與疾病的發生是有關聯的。戰與逃的反應使血壓升高以及增加血中纖維素原，假使威脅沒有消除，皮質醇就會使血液中的脂肪與糖增加。假使威脅是長期且反覆的，高血脂和高濃度的纖維素原會增加冠狀動脈血管阻塞的風險，以及皮質醇會影響免疫系統，使得身體的防禦能力減弱。一個包容性的心理社會的因果關係理論，需要用一個相似的方式來看待不同心理社會壓力的類型，並且詢問哪一種過程是較正確的，但在實務上這並不容易。

研究壓力情境與健康結果的議題中，如果能發現有統計上強烈的關係，就可以寫成一篇報告了。雖然這些問題已經被提及，但是幾乎沒有任何此類的研究產生，例如：低社會支持者的纖維素原濃度的研究。生物上的說法是，我們可以預期，若一個人的親友支持較少，當他經歷威脅事件時，會比具有較多社會支持者，有可能其血液中脂肪和糖類的濃度增加較多（也就是，較糟的下視丘 — 腦下垂體 — 腎上腺皮質機制反應）。假如社會支持協助他們更容易解決壓力情境，最初的戰與逃之挫敗反應就不會激發下視丘 — 腦下垂體 — 腎上腺皮質反應機制去抵抗這些壓力。已有研究證明社會支持可以預防社會環境所帶來的疾病和死亡率，這類研究雖然與心理社會因素有關（*Rosengren et al., 1993; Greenwood et al., 1996*），但不一定保證是我們在這裡所思考的心理社會路徑之運作方式，因為，我們不知道是否後續的疾病是心理社會因果關係理論中生物性過程的結果。在動物的研究中發現，當牠們與同伴隔離時，結果支持上述的說明，被隔離的猴子牠們的血管壁呈現較厚的脂肪堆積（*Shively, Clarkson and Kaplan, 1989*）。但是，某些人類的研究指出，社會支持與生理上心血管疾病的風險因子像是血脂和血壓並沒有關係（*Jonsson et al., 1999*）。

許多長期的研究證明，當人們擁有較好的家庭和朋友關係，且參與社區活動（例如規律的上教堂），比那些孤立的人具有較長的平均餘命。這個證據令人動容：善於社交的人不只是愉快，他們更會說他們感覺很好。我們在這裡所討論的並不是心理社會模型存在的證據，社會支持關係的好壞與健康的關係以不同的形式存在。也許有很多世俗的理由可以說明為什麼社會支持可以避免損害健康，因為良好的社會支持可以令人們能適時的接受治療，或是被隨時叮嚀要持續的照顧自己。因此社會支持可能是一個心理社會因素，而且不斷的發現它與健康息息相關。其他的研究也顯示，較優勢社會位置者他們會有更多的社會支持，特別是從本身家庭以外而來的外部資源（*Marmot et al., 1991; Power and Matthews, 1997; Matthews, Stansfeld and Power, 1999*）。

心理社會的工作危害一：職場需求、工作控制與職場緊張

許多研究指出，職場的工作需求較高，但對工作任務、技術使用及工作步調有較少的控制力，和心臟疾病的風險有關。1980 年代早期的建築師 Robert Karasek 最開始發展出一套問卷以測量職場的需求和控制。在高需求和低控制的工作情境下稱為「職場緊張」（job strain）。我們可以想像職場緊張的反應，包括如上述各種的、一連串戰與逃的反應機制。1950 年代的研究顯示：對年輕人而言，在所有職業當中，罹患心臟疾病風險最高的職業是汽車司機（由於不斷的困在擁擠的交通中），此研究結果與上節所談論到戰與逃反應是一致的。然而，早期的研究只分析，是否人們有較高的工作需求指數以及較低的控制力就會容易引發或死於心臟疾病，並沒有全面性的調查對職場緊張的心理反應程度。

然而，到目前為止研究的結果有些不一致，許多研究顯示心理社會風險和疾病是有關係的，但有些則沒有。Theorell（*2000*）指出在結果是「無相關」的研究中，傾向是長期追蹤、運用過時的需求和控制的測量、

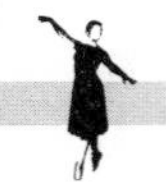

研究對象是老人、工作情境較少變動，或是已經患有心臟疾病的人。大部分好的設計研究皆顯示，在經過約 5 年的高需求且低控制的人，罹患心臟疾病風險則較高。以英國公務人員世代追蹤研究二（the Whitehall II）為例，在追蹤 4 到 7 年的時間發現，低工作控制者（在這個分析裡未測量職場需求），罹患心臟疾病的風險比一般人多 50%（*Bosma et al., 1998*）。事實上，工作控制和心臟疾病的關係說明了在較低職業階級者（或是社會梯度）會有較多的心臟疾病發生，因為許多階級較低者，其工作控制較低，故其發生疾病較為普遍。擁有較高控制力之工作階級較低者就比較不會有心臟疾病的風險；工作階級較高者有較少的控制能力仍有較高的罹病風險。但這些仍無法證明心理—神經—免疫學（psycho-neuro-immunological, PNI）的路徑，因此我們必須觀察是否具有較高的職場需求或是較低的工作控制的人，也表現出一些心理生物過程的徵象（signs），像是高纖維素原、高三酸甘油脂或高血壓等。

許多（*Landsbergis et al., 1994; Pickering et al., 1996; Schnall et al., 1998; Netterstrom et al., 1998*）但是並非全部（*Steptoe et al., 1995*）的研究指出，較高的工作緊張與高血壓有關。但在社會支持方面，事實上較少研究是貫時性追蹤整個過程的（*Siegrist, Klein and Voigt, 1997*）。我們將看到的現象是，具有高度職場緊張（高需求低控制）的，傾向有高血壓、血脂值（lipid profile）異常、超過理想值的凝血纖維素原（可能會有較低的活血因子）。然後，我們必須去觀察有較高職場緊張和可能有這些生理性變化的這群人，是否發展成為疾病。以此路徑來說明健康不均的理由是，我們將可以觀察到在工作階級較低或所得較低的這群人，較可能罹患心臟疾病，是因為他們具有較低的工作控制能力，以及因為有較低的工作控制的人亦具有較高的生理風險因子。

職場緊張的概念理論上應該包括對工作的控制和自主性，這因此連結社會學的階級理論和健康不均之間的關係（如第 2 章所討論）。對於社會階級的測量，像是 Wright 測量、Erikson-Goldthorpe 分類架構與

NS-SEC，皆使用對工作自主的程度、對個人或他人工作的控制程度來作為決定職業階級的標準。心理社會的因果關係理論因此協助我們理解某些社會階級為何比其他階級的人來得健康的現象；以及，如同在職場緊張的文獻呈現，結果是較多自主和控制的職場階級會有較好的健康狀況（*Dollamore, 1999; Sacker et al., 2000b*）。然而，我們仍要強調，只有極少的證據顯示較高自主階級的成員，其血壓、纖維素原及血脂會較低。雖然某些研究曾顯示上述的可能性，但其中的相關性大部分可以解釋為：低自主性社會階級的人有較低社會地位與所得（*Bartley et al., 1999*）。但是結果並未顯示，不管人們的社會地位、所得或健康行為等其他層面，有較高自主性的職業的人們其血液中的壓力性賀爾蒙較少，或較佳的健康。

心理社會的工作危害二：努力與報酬不對等（ERI）說

德國 Johannes Siegrist 與其同事已發展出與健康相關的努力與報酬不對等概念（effort-reward imbalance, ERI）。許多研究顯示，工作者有高努力卻低報酬（現金、工作的保障、上級的贊同，或升遷的機會等）的經驗容易造成高血壓、血管硬化以及更多有害的血液脂肪（*Siegrist, 1995; Siegrist and Peter, 1996; Peter and Siegrist, 1997; Peter et al., 1998*），使得這類工作者心臟疾病和中風的風險增加（*Siegrist et al., 1992; Bosma et al., 1998; Kivimaki et al., 2002*）。由於 Siegrist 這個社會學家的研究許多是透過心理—神經—免疫學的路徑分析，因此驗證完全的心理社會模型也許應是測量與「努力與報酬不對等」說相關，而非測量職場緊張。然而，這並不意味著「努力與報酬不對等」說是作為解釋心臟疾病病因學的較佳或較強的因素，或是健康不均較受廣泛應用的解釋。這仍然是一個需要持續研究的議題。

理論上，「努力與報酬不對等」說與聲望、地位及社會階級的概念相關。工作的保障是一種最重要的回饋報酬，但在 Siegrist 的模型中並未討論，它是 Erikson-Goldthorpe 分類架構和 NS-SEC 之社會階級測量指標。不過，工作量與報酬不對等的概念並沒有納入階級理論當中。在「努力與報酬不對等」說的研究已經清楚的解釋，最令人感到壓力的事情是關於努力和報酬這種不平衡的感覺，研究中最要緊的並不是因為無法掌控工作情境，而是個人的努力沒得到認可的感受。因此，「努力與報酬不對等」說跳脫了戰與逃的模式，而進入了地位領域。對工作的報酬，不管是加薪或晉升對個人來講都是有意義的，因為可以讓他們感覺到在社會階級內的地位。何種報償相對是較重要的又是另外一項重要的問題，是物質財物、受僱的關係和狀態，或是社會階級裡的地位等，然而在健康不均研究中這些並未獲得解答（*Sacker et al., 2000a*）。就算我們對這個問題有答案，許多調查研究工作仍然必須持續的進行，那就是去探究社會環境和健康之間的關係，有多少的百分比是由本章所描述的心理社會路徑所解釋。

第 6 章

病因路徑模型三：物質主義模型

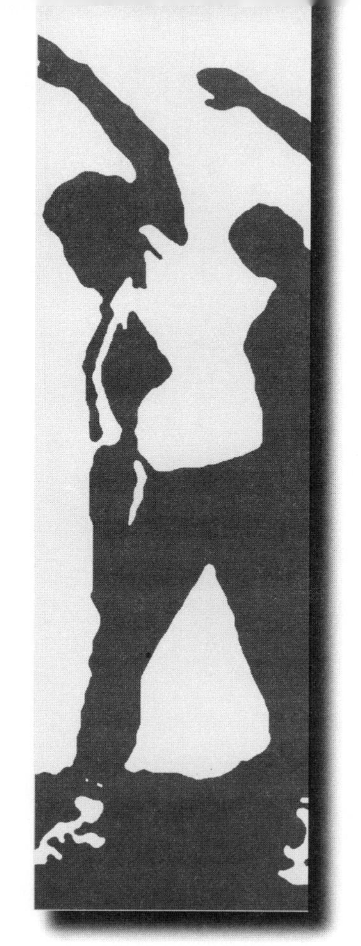

英國撰寫布萊克報告書的學者在其報告的最後，對當時既有的證據做進一步的延伸分析後，可以接受的解釋模型之一就是「物質主義模型」（the materialist model）。他們在報告中指出：階級結構具有廣泛性的影響，而且其影響是相當重要的；這些階級結構包括：貧窮、工作情況，以及各式各樣在家戶中、周遭環境、工作、教育、撫育孩童，和一般家庭、社會生活當中所存在之剝奪（*Black, Morris and Townsend, 1982: 134*）。但是目前除了這份文件對於新物質主義的重要性予以肯定之外，相較於其他種模型，甚少研究使用此模型進行分析。許多研究證明物質因素所造成之健康不均的證據，都來自於以下的假設：健康較差和平均餘命較短的人們可能有（或理論上假設會有）相對較低的所得。舉例來說，在英國公務人員世代追蹤研究二（*Whitehall II*）中，英國公務員的所得等級差距，在 1985 年研究開始時，最低和最高分別是 3,061 英鎊和 62,100 英鎊（*Marmot et al., 1991*）；加拿大的 Manitoba 省，家戶所得可以預測死亡率（*Mustard et al., 1997*），而加拿大年金計畫成員的個人所得則和平均餘命顯示階級性的相關（*Wolfson et al., 1993*）；美國的資料也證實較高和較低所得的人之間存在著死亡風險的差異（*Kitagawa and Hauser, 1973; Kaufman et al., 1998*），且差異正逐漸拉大（*Pappas et al., 1993*）。另外，在美國公民身上也可發現，財富以及所得都和健康有關係（*Robert and House, 1996*）。雖然運用個人所得資訊的研究並不常見，但對於所得和健康關聯性的研究卻占了絕大多數。另外有一些研究也發現在小區域中，健康或死亡率和平均所得具關聯性，例如加拿大 Winnipeg 省的鄰里研究（*Roos and Mustard, 1997*）、美國的人口普查小區的研究（census tracts）（*Stockwell et al., 1994; Stockwell, Goza and Roach, 1995; Anderson et al., 1997*）和郵遞區域的研究（postal areas）（*Davey Smith et al., 1998*）、歐洲國家的教區研究（parishes）（*Osler et al., 2002*）和歐洲城市中的自治市鎮研究（*Reijneveld, 1995*）。即使是前不久才被工業化國家認為因貧窮而引起的 AIDS ，也出現了「所得梯度」（income gradient）的現象，例如，在洛杉磯最貧窮的郵遞區域裡面

AIDS 發生率最高，所得中等的區域發生率也居中，有最高平均所得的區域則發生率最低（*Simon et al., 1995*）；俄亥俄州也有相似的情形（*Stockwell, Goza and Luse, 1997*）。

以上這些研究有許多令人印象深刻的特殊之處，不單顯示疾病和死亡率不只在「貧窮者」中非常高，其他階級的人則為平均值；而且呈現了一種「階梯、坡度」（the gradient）的現象；也就是說：所得（不管這個所得是個人的或是區域居民的平均所得）愈低，罹病和提早死亡的風險就逐漸增加（*Davey Smith et al., 1996a; Davey Smith et al., 1996b*）。此「梯度」的存在造成瞭解健康不均的一個極大的難題，因為解釋上述情況，是必須找到有力的理由來說服大家為何所得會和健康，以及預期壽命有這樣梯度的關係。而撰寫布萊克報告書的 Townsend 和他的同事們，也是「健康不均的物質主義解釋」的原創者，並沒有將「物質主義解釋」等同於以所得或財富為焦點的解釋。第一個理由是：布萊克報告書的作者們一直無法得到清楚的所得資訊，因為英國的問卷調查幾乎很少問這些問題，普查更是從未問過。而布萊克報告書之所以仍得以解釋的理由，在於他們使用一系列英國國內有關健康不均的官方普查資料。它追蹤 1921 年至 1971 年（每 10 年一次）之間，英格蘭和威爾斯地區所有健康不均改變的情形，如第 1 章所示。沒有一個國家有這樣的資料，這些資料讓我們可以瞭解從 1920 年代開始，到二次大戰後的富裕時期，相似的社會群體間健康上差異的情形。因為問卷上並沒有詢問所得，布萊克報告書所認為的「物質因素」就以住宅、擁有車輛多寡，以及社會階級表示。

布萊克報告書的作者群們沒有聚焦於所得的第二個理由在於，即使我們可以將一切原因歸於「所得」，還是無法將不同階級、地位之群體間的健康差異解釋得非常好。工資或薪資有幾塊美金、英鎊或歐元，很明顯地不會直接去影響身體狀況，所得和物品的擁有也無法提供可直接解釋的因果關係。以物質主義的眼光來解決這個難題的一種方式是：所得如何成為「會否暴露於物理風險」的原因及指標。亦即，到底所得是如何影響人們在每天生活中暴露於風險當中的機會？如果所得不是暴露風險的「原因」，如何說明個人生命中，還有什麼相關的因素會是健康風險因子？

物質風險（material risk）的測量

許多的研究都可發現到，健康狀況差和高死亡率通常發生在貧窮（*Gorey and Vena, 1995; Anderson et al., 1999*）、失業（*Sloggett and Joshi, 1998; Malmstrom et al.,1999*）或污染程度較高（*Mackenbach, Looman and Kunst, 1993*）的地理區域。然而，很少的研究是致力於改善如何測量個人暴露於這些「物質性的危險因素」，原因之一在於能被清楚認定為「物質性」的因素，其對於健康的影響卻不大，這是一個頗為矛盾的情形。當我們觀察所得、社會階級或居住區域等面向，大部分研究都指出處於最貧窮處境的人的疾病發生率或死亡率總會比其他階級的人高出 40% 到 150%；但當我們觀察一些危害因素，例如冰冷潮濕的住宅、工作危險和不當（「不健康」的）飲食對於健康的影響，則影響效果卻小多了。

我們在第 1 章看見，1931-1991 年死亡率已漸漸下降，但其中造成今日英國健康不均的主要原因在於：「較上層階級的群體，死亡率下降較多」。這些事實大概是我們今後繼續關注物質因素的重要原因之一。很少人會宣稱位於高社會階級裡的人在 1931 年時，會比 1991 年時同一階級的人生活壓力大，或者社會支持較低；但我們認為不同的職業社會階級的工作壓力不同；因此，我們會相信，比起 1930 年代，1980、1990 年代的專業人員和管理人員有較少的閒暇時間，但壓力是更大；但是這樣的說法無法說明，專業人員和管理者，以及例行性工作的職業之間愈來愈大的健康差異了（譯者註：因為如此思考的方式，優勢人口，例如專業人員和管理者，他們的壓力增加，死亡率應該會上升才對，所以不能都以壓力來解釋其健康差異）。至於社會支持，所有學者和評論都對認為現今婚姻及社區關係是不穩定的，因此，死亡率的下降也絕對不會是因為社區和家庭的互助的增進而來。

雖然並不是所有學者都同意（*Williams and Lloyd, 1991; Vartiainen et al., 1998*），但是與壓力和社會支持比較起來，吸菸行為之社會分布情形的改變跟死亡率趨勢的變動較一致（*Doll and Peto, 1981*）。在這裡我們必須注意分辨不同社會階級間死亡率差異的變化，以及所有階級的變化趨勢。1931-1951 年，吸菸行為漸漸普及至所有社會階級，但 RGSC 第 I 和第 II 層的男性，其死亡率卻一直在下降（如同我們在表 1.4 中看到的）。第一次世界大戰時開始吸菸的世代約為 1914 年之 18-25 歲的族群，到了 1944 年就變為 48-55 歲，他們的健康因此應受到菸中的許多致癌物所影響；但在 1961 年 RGSC 第 I 層、年齡範圍在 45-54 歲的男性，死亡率竟比 1951 年下降了 32%（從 1951 年的每十萬人就有 792 人下降至 1961 年的 535 人），在 RGSC 第 II 層的男性則是下降了 23%（706/100,000 對 545/100,000）；相反的，第 V 層的人卻上升了 7%，從十萬分之 1,041 至十萬分之 1,119（*Blane, Bartley and Davey Smith, 1997*）。雖然 1950 年至 1990 年間，中產階級的男性抽菸的比率比工人階級的男性低，但此期間工人階級的死亡率還是有下降，只是沒有中產階級下降得那麼快。另一方面，和菸有直接關係的肺癌致死率，卻沒有減少，有人說也許是因為菸草要非常久的一段時間才能夠在肺中形成腫瘤，所以我們只能看見吸菸習慣改變後 20 年，吸菸率下降對肺癌罹患率的影響。相較之下，吸菸的生理作用則較會在短期內影響心臟疾病；例如二氧化碳會減少血液將氧氣從肺運送到全身的量，因此，對心臟造成一定程度的負荷。而這也是吸菸形成健康不均的主要原因之一，雖說重要性比不上肺癌或其他肺病。此外，研究也發現在 1970 和 1980 年代，許多與吸菸無關的死亡率下降，而其下降幅度與由心臟疾病所引起的死亡率降低幅度相似。

自 1921 年來，預期壽命延長最主要的原因是傳染病所造成的死亡減少了。雖說抗生素的治療也是原因之一，但最主要還是因為感染嚴重傳染性疾病或從較不嚴重的疾病而來的併發症的人數減少了。事實上，直到 HIV/AIDS 出現之前，傳染病所引起的大規模集體死亡幾乎消失，令人畏懼之處或多或少都被人們給遺忘了。這也是為什麼我們會難以理解在比較優越的社會環境生活的人們，其預期壽命增加如此長的原因。乾淨未受污染的食物、溫暖、乾燥及衛生的居家，都能保護人們免於受到感染，這些都被認是為理所當然。但是其實這些是最近年代才有的情況，在 1950 年代晚期之前，英國的許多家庭仍然是共用廚房和浴室，洗手間也在屋外，這樣的情形到 1970 年代才漸漸消失（*Wadsworth, 1991*）。

衛生和感染也許只是導致 20 世紀後半期的健康不均的少部分因素，但其效果會持續至 21 世紀。在這裡說「也許」，是因為，如果兒童時期曾得到傳染疾病，晚年得到慢性疾病的機會亦較高，而且比我們目前所相信的還要高。為了瞭解 21 世紀早期物質因素對於健康不均的影響，我們必須尋找感染以外的因素。然而，這些因素必須和罹病風險相關聯，就像暴露在細菌、病毒之類的生物風險一樣；亦即，在整個因果關係上它們具有生物性病源的特性（biologically plausible）。至於所得和財富，也和疾病有部分相關，因為兩者關係到人們的工作及居家的型態。

個人工作環境中的危險和實際疾病間相關的證據其實很難找到。舉例而言，研究顯示工作場所中致癌的化學藥物（稱為「職業性致癌物」〔occupational carcinogens〕），只造成 40% 的肺癌罹患率；有些研究甚至只有 1% ，就現有研究平均起來大約有 5-6%（*Blane, Bartley and Davey Smith, 1997*）。煙塵估計為造成慢性支氣管炎、慢性阻塞性呼吸道疾病等肺病死亡的 10% 。工業意外災害比較容易得到證明：例如，1985 年時，英格蘭和威爾斯的意外事件死亡有 4% 由工業意外災害所引起。

生活及居家環境也是身體會接觸健康風險的地方（*Doniach, Swettenham and Hawthorn, 1975; Gardner, Winter and Acheson, 1982*），而暴露的程度則部分取決於個人擁有多少錢。社會經濟地位相對弱勢家庭中的孩童更容易在家中發生意外傷害，例如：在英國，其發生率幾乎是高所得家庭的 12 倍

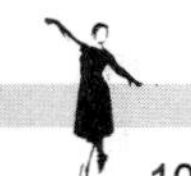

（*Office of Population Censuses and Surveys, 1978*）；潮濕長霉的居家環境易使孩童容易感染疾病（*Martin, Platt and Hunt, 1987; Platt et al., 1989*），進而導致其成人時期的健康狀況較差（*Colley, Douglas and Reid, 1973; Mann, Wadsworth and Coley, 1992*）；由於沒有足夠的所得可以負擔暖氣費用，使得居家室內過於寒冷，經常處於低溫讓老年人在冬天的死亡率高於夏天（*Eng and Mercer, 2000*）；此外，寒冷也會提高血壓和膽固醇的量，亦即低溫對於心臟疾病的發生來說，也是生物上可解釋的危險因素（*Lloyd, 1978*）；居住區域也決定住家受到鄰近工廠排放的煙塵所污染（*Lloyd, 1978*），或其他經過住家周圍的車輛噪音、廢氣所影響的程度（*Gardner, Winter and Acheson, 1982*）。有一研究則認為空氣污染大概占癌症致死因的 2%（*Doll and Peto, 1981*），但還未有其他研究能指出，空氣污染對於支氣管炎、肺氣腫、氣喘所造成的死亡率，是占了多少百分比。

將以上這些物質因素對於健康影響研究的估計加總起來，林林總總最多也只占了死亡原因的 25%。其他可能的原因也包含了工作關係，例如工作中的控制權，其屬於心理社會因素而非物質解釋架構。而溫暖、乾燥、乾淨的住家和工作環境、較少的工作時數、較多假期，可以使人減少暴露於風險之中，這似乎可以用來解釋死亡率下降的趨勢，但其對於現今的健康不均卻不是十分重要，此時應注意一些其他的解釋因素，例如第 4 章和第 5 章所說的行為和心理社會之解釋。

然而，在考量這些物質因素研究中的證據特性時，有幾點必須注意。許多和「工業危害」（industrial hazards）有關的死因，例如某些特定肺病和某些癌症，都可以讓受害者向雇主索賠。一旦訴諸法律，死亡證明就是重要的法律文件。有研究對於死亡證明上所記載的死因和驗屍所能看到的實際死亡原因來做比較，因塵肺症（因吸入過多煤灰）、石綿沉滯病（asbestosis）或中胚層腫瘤（另一種也是由石綿引起的病症）的死亡中二分之一至四分之三的個案，是被錯誤的分類為其他名目的死因（*Newhouse and Wagner, 1969; Hammond, Selikoff and Seidmann, 1979; Cochrane and*

Moore, 1981）。另外，因運送貨物或工人的車輛所引起的傷亡沒有被計算為工業意外當中。由此可知，有不少因為工作危險導致的死亡在官方資料中並沒有被清楚分類。

像之前幾個模式一樣，健康不均之「純」物質模型是不容易被描繪的，如果想要抓到其大概的輪廓，我們可以觀察不同社會階級暴露於物質危害因素的多寡，其及疾病率和死亡的差異。我們應預期觀察到的現象是：優勢社會地位者，只有在暴露較多的物質性危險因素情形之下，才會面臨較高的健康風險；但是如果他們沒有暴露任何危害物質，則不會面臨任何健康危害。如果是在住家，這些因素可能包含濕冷、寄生蟲侵擾、擁擠的環境，以及不足夠、不營養的飲食。由於低所得者只能負擔得起靠近污染源、交通要道和其他高危險地方的房屋，因此會直接暴露於物質性危險因素。因此 Blane、Berney 和 Montgomery 才會說：「和健康相關的社會階級，因暴露於不同的環境風險之下更加明顯；而其暴露量及種類更是階級間財富和權力不同所造成的結果。」（*2001*）

暴露於極大意外的風險、危險物質，或是極端溫度下工作的人們，通常工資也低。因此所得和工作情境間的關係可以說明低所得和風險暴露間的相關性，但我們不能說低所得也會如同造成不好的住家環境一樣直接造成風險的暴露。因為所得和居家環境的關係建立於消費領域（多少錢買多少的物質），而就業情況和所得之間的關係則在於生產領域（如何獲得收入）。如此說來，我們並沒有辦法像買房子一樣買工作（一般而言，排除利益關係）。如果我們要瞭解所得和工作危險的關係如何在健康不均的物質解釋中占一席之地，就必須要對「物質主義」（materialist）採用更加複雜的定義。Blane、Bartley 和 Davey Smith 定義物質主義解釋為「社會結構、組織結果影響之下產生的經歷，個人無法掌控這些經歷」（*1997*），而這個解釋和 Weber 的「生命機會」（life chances）有明顯的關聯性，生命機會是由一個人在勞動市場有無討價還價的能力而定的，此概念也被 Olin Wright、Goldthorpe 和 Marshall 所使用。寒酸的背景、沒有具影響力的靠山、缺少的證書執照，都無法讓一個人得到安全、乾淨，薪資也不錯的工作。在物質主義模型中，「好工作」是所有人所追求的，有沒有能力去贏得這個工作，又和個人在其一生所獲得的生活品質相關，因此我們也可說，一個人能得到一個「好工作」，代表他在前半生有過許多的優勢條件。

梯度的謎題

健康不均的物質主義模型需要面對的議題之一是：許多研究顯示最優勢的人群和低於他們一些的人之間，以及貧窮者和「還過得去的」人之間，其健康和預期壽命都會有差異（*Davey Smith et al., 1996a, 1998; Marmot et al., 1997*）。1987-1991 年生的英格蘭及威爾斯地區的男性，如果處在 RGSC I 或 II 的階級，其預期壽命約有 75 年；在 RGSC IV 或 V 則縮短為 69.7 年；有趣的是，在 RGSC III 非勞力階級的人，預期壽命比 I 和 II 少 1.4 年，比 III 勞力階級者多 1.1 年（*Drever and Whitehead, 1997: 76, table 6.1*）。而女性也可以看到同樣的情況，因此我們可以說，這絕對不會只是最貧及最富之間、地位最高與最低之間的差別而已。

我們必須記住現在正在考慮的是「預期壽命」，也就是能夠健康地存活非常長的一段時間。研究不僅顯示在 1990 年代剛開始的時候，處於社會地位最劣勢的男性平均只能活 69.7 歲，但處於最優勢地位的卻能活到 75 歲。研究也顯示在這個特別的階級排序裡，中等階級的男性女性平均壽命為 73.6 歲。看到以上的差異，我們必須問自己：是否只要階級高一點點，健康就可以多一點點？一種可能的說明是，回頭看看我們自己是如何用權力、生命機遇、金錢來定義社會階級。一個人所得的多寡可以透過兩種途徑來影響健康：一是它可以購買提升健康的物品；二是它已經成為人在權力結構當中所占位置的指標，並決定了一個人在社會中能得到的機會和生命機遇。因此我們必須更努力地驗證金錢是否形成每天不斷影響什麼事發生在不同人身上的力量。人們處在社會結構中不同的地位，表示其能避免許多潛在風險的能力也不一樣，這包括會不會做一個具危險性的工作，以及會不會居住在一個受污染的住宅區域等等。而能保護自己免於上述危險的能力可以從許多方面而來，例如是否在青少年、成人早期有能提供優渥經濟生活的父母，以及在退休時期是否有一定的所得足以支持生活等。因此「梯度」的解答在於我們必須瞭解到，不同種類的優勢情境，如何在整個人生歷程當中有不同的結合，這也是下一章生命歷程模型（life-course model）將討論的意涵。

我們可以用 Wright 的「組織資源」（organizational resources）的概念，來瞭解短期間權力的差異是如何影響梯度。想像一個一年賺 20 萬英鎊的高階經理人，和另一個一年賺 7 萬英鎊的高階經理人，兩個都是女性，有良好的住宅、有健康的飲食，工作場所沒有潮濕、煙塵或化學物質的問題。但一年 20 萬的經理人，因為有較多的部屬可以指使，和一年 7 萬英鎊的經理人比起來，比較容易避免工作中會遇到的危險。譬如，有一個老舊的櫥櫃要搬出辦公室，一年 7 萬的經理人必須坐鎮現場指揮，一年 20 萬的經理人卻可以委派屬下去做，搬移的動作使得櫥櫃的石綿塵飛出漂浮在空氣中。我們曉得櫥櫃中的石綿和肺癌有關，這樣短時間的暴露，已經足夠減少這位較低階經理人的壽命了。因為高階經理人的死亡率低，只要有一點點的死亡案例，都會明顯的增加其死亡的相對風險（一個死亡數到兩個死亡數，增加了 100%；比較起來 50 個死亡數到 51 個死亡數，只增加了 2%）。因此，即使在財務上、職業上都屬優勢階級，也會因為權力掌握的多寡，而影響所接觸偶發事件的差異，因此健康結果也不同。

健康生活的成本

很明顯的，所得能夠「買到」的「純物質」之健康優勢，並不只取決在花多少金錢，還要考慮其過程中，用錢買到什麼，以及這些過程是發生在社區、政治和經濟單位內或全球的哪一個層次（*Coburn, 2000*）。社區中的社會包容程度，或是認某個人屬於社區成員之一，都與金錢扯上關係。我們稱之為「社會」的特質（除了某些重大情境時，人與人之間的關係只有用金錢來交換食物和住屋的情形之外），社會關係是能不能存活的重要條件之一。在物質上存活需要多少金錢，某些程度上與維持社會關係的成本有關。以最低的層次來說，人們會需要衣服或其他裝飾品，進而才能與他人互動，即使是在溫暖的地區，不需要衣服用來保暖，但裝飾品還是需要一些花費，這些花費的多寡進而影響是否有足夠的金錢能支付食物和住屋的費用。當然，大部分社會接受和參與的情況更為複雜（或花費更高），絕對不像這裡所舉的例子如此簡單。

Morris 和其同事在 2000 年考慮了社會參與的成本，調查年輕男性擁有健康的生活所需的最小成本（*Morris et al., 2002*）。這個研究團隊不只觀察生存所需的成本，也依據現有的最佳實證資料，將能讓一個人能好好地活到老的生活方式所需要的成本納入考慮。在目前人人活到 75 歲的時代，健康研究不可以只是計算活到 40 歲所需要的所得，而且研究健康不均的學者也必須解釋預期壽命的梯度問題。Morris 和其同事就以如同醫生們會對每一位患者採用最佳的治療方式一樣，使用現有的研究，設計一個「以實證為基礎的健康生活型態」來計算其成本。因此預算即包含了一天五份蔬果和一星期兩份魚的花費。因為運動（例如游泳和騎自行車）也是健康生活的一部分，因此飲食中必須增加每天運動所需的卡路里，大約是比久坐工作者（一天最少 2,771 卡路里）還多 221 卡路里。因此健康的食物一星期需要 14.05 鎊。研究者也認知到了避免社會排除的重要性，成本也加入了無線電視租金費（譯者註：英國 2005 年時每台有線電視機每年需付 100 鎊的使用許可費給政府單位）、書本、電話、音樂娛樂，以及參與和工作相關的社交活動的費用，算起來大概是一星期 13.78 鎊。他們也計算必須外出用餐的花費，大約是一星期 11.42 鎊。然後還有 33.70 鎊是購買衣物、鞋、衛浴用品和車票（包括為假期旅遊一星期存 3.22 鎊），以及年金費用。住宅成本的評估方式為必須居住在夠乾淨、可以避免黴菌所引起的呼吸性系統疾病，和準備食物的環境不潔淨所引起的消化系統疾病。但 Morris 和其同事承認目前為止，幾乎沒有任何能提供健康居家成本的資料，因此他們採用國家調查中，年輕人對於住屋的平均花費，一星期大約 46.80 鎊。雖然 Morris 他們也承認此平均花費（一星期 46.80 鎊）可能根本就太便宜，因為以這個價格去找房子，通常會發現租到的房子是潮濕又骯髒的。

我們可以發現這些「僅能維持生理功能」的存活成本很難與社會參與的成本來切割，也很難評估生存的最低住屋成本，因為租屋價格是由市場決定的。因此當我們加總預算中純物質的部分，譬如在家裡吃（14.05 鎊），並加熱（5.41 鎊），也只占總成本的一小部分而已，而且這些也是我們所認為能維持身體生存的物質必需品的最底線。即使我們再加入衣服和鞋子成本（8.51 鎊），總共也才 27.97 鎊。將這些跟社交成本中的外出用餐（11.42 鎊）、社會參與的必需品（26.97 鎊）比起來，還算少的；而且他們還可能宣稱他們有多需要新衣服和新鞋子，其實若僅為生存只要有修補過的舊衣物或到二手商店購買即可。占最多的部分，不外乎房屋的租金了。這也就是我們要瞭解最簡單或最複雜物質主義的思維中，個人景況如何影響健康時，還必須考慮廣泛的經濟和社會層面的原因。在第 8 章我們會看到不同社會中健康和經濟結構的關係，這時還會再對這些問題作深入討論。

Morris 和其同事有遇到許多關於將外出用餐、假期、購買書籍和電話費也列入考量的批評，他們有以下兩個回應：第一個和前面幾章的許多證據說明相關（雖然也是有人批評），也就是社會整合和社會參與對健康是必要的。第二個回答則是認為人們事實上是會省下某些必需用品（食物或暖氣），而去消費社會財貨，例如社交活動、假期、髮型、給家人的禮物等等。在現實社會當中，只有在最專制獨裁的社會才會限制人民只能花錢在絕對必需品上。事實上，還是很少有研究針對這個主題作深入探討。我們不知道如果不維持社會參與，低所得的人會做些什麼。在一個研究當中，某些家庭成員會把花在食物、衣服的錢節省下來，以讓這個家庭的父親有車可開；另外一些研究也顯示有小孩的低收入戶家庭為了省錢，父親不吃傳統「肉和兩份蔬果」的飲食，雖然另外一個可選擇的餐食（麵包）仍然有其健康營養。但是很多人認為：「我們不能只靠麵包過活」。經濟學諾貝爾得獎主 Amartya Sen 如是說：

> 所得的相對剝奪會造成能力上（capability）的絕對剝奪。在富有的國家當中，人們須支出較高所得去購買某些商品，讓他們得以達到某些社會功能，譬如：能到公共場合而不丟臉。……而這些社會功能所需的支出通常也會使得購買健康、營養物質的財力減少（*Sen, 1992: 115-16*）。

認清這樣的事實可以幫助我們對健康不均的物質主義解釋有更加深入的理解，簡單而言，「直接的物質剝奪」是從人們沒有足夠金錢能購買社會參與、食物和暖氣而來，這裡並不是指沒有絕對足夠的金錢，而是心理和社會生存的需要有時大於生理生存的需要。

新物質主義解釋

對於健康不均的新物質主義解釋的出現是最近才發展的，主要是從群體健康和所得不均關係的特性著眼，這會在第 8 章的時候再次深入討論。新物質主義的解釋基本上就是認為某些國家會提供較多的公共財務以維持公民的生活水準，而這些都會對健康有所影響。

理解到新物質主義的解釋與英國布萊克報告書所提出的物質主義解釋之間的不同是非常重要的。在一個國家內，物質主義的解釋注重的是所得可以購買什麼，因此才能增進個人健康；而新物質主義則強調由政府提供的公共建設，例如學校、交通，對於國家內每一個人的健康是否有所增益。但事實上，目前並沒有直接的證據可以顯示，有良好的公共建設的國家，其社會階級間的健康不均就會減少。在一項大型的歐洲健康不均的研究當中，瑞典提供慷慨的福利給付給退休者和失業者，同時也有財政良好的公共衛生、教育和大眾運輸系統，但卻有最嚴重的健康不均（*Mackenbach et al., 1997*）。而且一般來說，也沒證據顯示公共投資較高的北歐國家，它們的健康不均會比法國和英國來得低，甚至比義大利、瑞士和希臘來得糟。但就預期壽命來說，北歐國家的平均壽命是高於其他歐洲國家的（不管任何一個社會階級）。所以即使 Mackenbach 和其同事的研究並不支持新物質主義對於健康不均的解釋，但它仍支持對於平均壽命的解釋（不管社會經濟地位）。

另外，新物質主義解釋和舊物質主義解釋也有相同論點，第一個是有關「失業者」的。如果失業津貼比較優渥，失業者的所得就會比較接近有工作者的平均所得，如此人們就沒有必須做一些比較危險的工作的壓力。因此失業津貼較高的國家當中，雇主必須改善工作環境以吸引員工就業；這種情形也會在國家面臨超低失業率的情況時發生，如果人們有足夠的就業機會可以選擇，雇主則必須讓工作變得更有吸引力。而大部分會讓工作變得比較沒有吸引力的原因，譬如骯髒的工作環境、恃強凌弱的主管，都是研究報告中常見的健康危險因子。

第二點則在於「房舍成本」。從前述 Morris 的健康生活成本研究中我們可以看到，房舍成本幾乎大於其他任何單一項目，房舍成本不但變動很大，而且受社會和經濟政策的影響，因此房屋政策的制訂非常的複雜。在這裡我們只必須注意所得分配（貧富差距）和政府供給，都會影響一個所得不多或低所得者能有多少錢用在房舍成本上；經濟和社會政策也影響投機客購買房地產當作投資的可能性，投機客炒作房地產將使得住宅成本飆漲。這類的政策對於健康的效應會在第 8 章談到。但前述房舍成本的例子也讓我們理解健康不均之物質解釋是相當複雜的。當我們問：「社會階級 X 或 Y 的人，有沒有足夠的金錢過一個健康的生活？」事實上就是一個包含廣泛經濟和社會政策面議題的問題。

第 7 章

病因路徑模型四：生命歷程取向

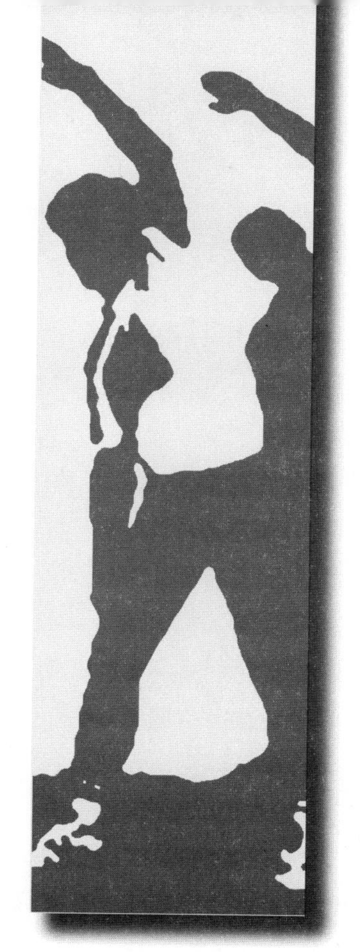

Health Inequality

當貫時性研究發展出許多有用的新概念與新資訊的同時，我們在本章將更仔細地介紹在 1980 年代新崛起對健康不均的解釋，那就是「生命歷程取向」（life-course approach）。本章將以這個新觀點為出發點，試圖解決在舊概念解釋之下所產生的疑問。如同先前所述，許多研究重複發現：「健康差異不只是在貧富之間，它還有存在著非常細緻（fine-grained）的健康梯度。」此說法引導思考，認為一個成年人的健康狀況是長期複雜的環境因素互動的結果（*Davey Smith, Ben-Shlomo and Lynch, 2002*）。此觀點取代了選擇理論的思考邏輯，因為研究者開始關心不同劣勢條件的累積（*Mann, Wadsworth and Colley, 1992; Blane, Davey Smith and Bartley, 1993; Power and Hertzman, 1997*）。難道，一個人生活在較低階級的社會背景、接受較低的教育、也沒有成功的社會位置，這應該完全是起因於他們與生俱來的「個人特徵」嗎？若將這類過程視為劣勢條件其實是合理的，這過程包括劣勢條件長時間的累積對個人產生某些心理反應；心理學家看待這樣的心理反應是一種「結果」（outcomes），而不是「不變的特徵」（stable characteristics）（或者應稱為後天養成的環境特質〔nurture〕而非與生俱來的天性〔nature〕）。

另一個生命歷程分析的優點是，此觀點並不認為只有一組病因可以解釋所有疾病的社會差異，而且大部分嚴重疾病都呈現社會梯度。但是，生命歷程取向的方法可以發掘產生疾病的不同過程。例如：肺癌和意外災害死亡率的社會梯度很類似（*Drever, Bunting and Harding, 1997*，表 *10.3*、表 *10.13*），但沒有人會宣稱兩者的死因是相同的。

生命歷程的分析方法仍相當的新，我們在這一章只是介紹其最精華的一部分，有興趣的讀者可以在其他研究與書籍中獲得更詳細與複雜的資料（例如，*Elder, 1985; Kuh and Ben-Shlomo, 1997*）。對於廣泛的生命歷程解釋之範疇，有幾個理論可做某種程度的比較。最早的形式是，生命歷程的研究試圖去觀察，是否現在不同社會群體之間的健康差異，是「真正」歸因於早年生活所發生的某些事件。例如，處於最優勢社會地位者比處於最弱勢社會地位者多活五年的現象，能夠完全歸因於兩群體間不同教育成就使然嗎？這種生命歷程的說法，事實上多多少少與先前所提之「間接選擇」（indirect selection）的解釋相同。然而，我們應進一步的詢問，教育程度差異的「真正」原因是因為父母屬於優勢群體，而且其財務狀況較佳嗎？因此，生命歷程的探索是要分析過去一段時間內所發生的事情如何造成現在的社會差異。

某些研究者試圖尋找「關鍵時期」（critical periods）的假設，他們認為某些年齡發生不利或危害的經驗，會大大地影響到日後的健康。此觀點是由生物學層面談起，某些特定的事件（例如感染德國麻疹）只有發生在某些特定的時間（例如懷孕期）才會對嬰兒的發展造成損害。某些研究者著眼在「累積效果」（accumulation），乃欲尋找一個路徑，說明某種危害或優勢條件的累加，對其他危害或優勢條件的影響。在這種生命歷程理論當中，是否曾遭遇過有害或優勢條件並不重要，重要的是有沒有其他危害和優勢條件會先於其或後於其出現。第三個觀點是在尋找經驗之間的交互作用。在某些案例中，一個經驗只會損害某些群體的健康，這是指這群人由於之前的暴露或經驗，所以對此經驗易感度較高。在這裡可以舉一個生物醫學著名的腮腺炎為例子：在兒童時期未遭受此病毒感染者，他的免疫系統未發展完整，因此若等到在成人階段才受感染可能會帶來嚴重的疾病。另外還有其他對生命歷程理論的觀點，是關注在「路徑」（pathways），有時候某些危害（或優勢條件）會增加（或減少）罹病的風險，那只是因為它增加了暴露於某些致病因子的機率。例如，有些研究顯示（*Heck and Pamuk, 1997*），女性教育程度愈高罹患乳癌的風險會愈高，教育程度導致乳癌這是不可能的，這是指女性的職業及生育子女頻率相關，由於生育頻率與乳癌風險相關，因此教育程度與乳癌的生物因素（賀爾蒙）發生關聯。這些不同形式之生命歷程理論的定義已有許多辯論，當然在多數的情境裡，我們不只選擇其中一個解釋模型，最好的解釋是能綜合所有不同的過程加以詮釋。

生命歷程資訊的來源

重要的生命歷程分析研究使用相當多樣的資料，最簡單的調查研究就是詢問人們過去的生活經驗。在荷蘭的一系列的重要研究中，他們詢問有關人們生命歷程的重要資訊來源，包括，父母的職業（也就是個人的社會階級與地位指標），以及在某些案例中，他們是否記得童年時期的經濟困境（*van de Mheen et al., 1997, 1998*）。在英國老人的一系列研究中，運用一種特別的問卷叫做「生命網格」（life-grid）協助測量人們更精確回憶過去的事件（*Berney and Blane, 1997; Blane et al., 1999*）。這類的研究需要更徹底的調查一生中所建立的社會經濟狀況的優／劣勢如何影響健康不均，這就是出生世代研究（birth cohort study）。其他國家已經開始著手這類的研究，但英國是最獨特的，已經有四個世代的資料（*Wadsworth, 1991; Power, Manor and Fox, 1991; Bynner, Ferri and Shepherd, 1997*）。這個研究的樣本為出生在 1946、1958、1970 和 2000 年（千禧年）的人，截至 2001 年，1946 年世代約 3,000 人，1958 和 1970 年各約 11,000 人，千禧年的世代是 18,000 人。此外，還有另外一項蘇格蘭的小型研究，它蒐集童年的健康狀況、社會環境和老年時期的健康資料，這就是 Boyd-Orr 世代研究（*Gunnell et al., 1996; Blane et al., 1999*）。

一個類似世代研究的方法是，在北歐國家，它們使用的公民「獨一無二的身分證號碼」（unique identification numbers）來連結來源不同的資訊，像是：出生紀錄、就學紀錄、當兵時的健康狀況、醫院紀錄及其他醫療使用狀況（*Martikainen, 1995a; Kaprio et al., 1996; Lithell et al., 1996; Vagero et al., 1999*）。當公民接受健康或社會人口普查時，這些資訊也可以連結到其他官方紀錄。資料連結必須要有很重要的預防措施，資訊才不會遭受到濫用，也不會對個人造成傷害；已連結的資料必須小心保護，在完成研究之後必須將資料銷毀。美國許多健康不均貫時性的研究，先於北歐國家使用這套資料系統（通常稱為「戶籍」〔register〕）。雖然說美國有幾個較大的貫時性研究，例如：所得動態長期追蹤調查研究（Panel Study of Income Dynamics, PSID）（*McDonough and Amick III, 2001*），即使其對於研究成年時期和晚年生活的健康和社經狀況之間的關係相當有幫助，但是，它仍然沒有蒐集兒童時期的資訊（*Giele and Elder, 1998; Lantz et al., 2001*）。

就像我們在先前的章節已看到的，荷蘭的研究團隊在 1990 年代已經對健康不均有重要貢獻，而且某些研究是採貫時性的探索。但是這些研究者並沒有真正的取得貫時性的資料，最早的貫時性資訊是從成年時期人們回憶過去的事件及環境而得。當人們被詢問並回憶久遠以前或即使才剛發生的事件，他們的記憶是會受到之後發生什麼事而影響。所以，例如，當發現孩童時期的貧窮與焦慮似乎是有關聯時，這結果可能不是真的；因為感覺快樂的人們較不可能記憶起過去不愉快的事件。以戶籍資料研究的優點是可以使用國家內所有人口的資料；出生世代研究的優點是，早年環境的資訊在當時就可被蒐集，不是依賴記憶，因此也不會受到之後事件的影響。英國的世代研究的設計是用來分析生命歷程的影響（分析對健康、教育、建立家庭和生涯的影響）。這意味著它已蒐集到一些特別的資訊，例如，人們的態度和感受。出生世代醫療服務使用（以及其長期的影響）的資料是拼湊而成的，得依賴是不是有人能把每一個世代在每一家醫院或診所的醫療紀錄找出（譯者註：由於過去英國實施登記家庭醫師制度之國民健康服務體系〔National Health Services〕，因此政府主管單位並沒有詳細就醫資料，這些資料是存檔於個別的診所或醫院）。在北歐戶籍資料可以很容易的連結到不同官方紀錄的資訊，例如：出生證明、人口普查和醫院紀錄，因此，北歐國家的生命歷程的研究就更可靠（即使沒有相關研究對此有所評價）。

生命歷程的分析

許多生命歷程的研究方法是使用線性和邏輯迴歸，類似的方法已在第 3 章有所討論。首先，研究者顯示，某些疾病或死亡率具有社會梯度。然後其他的變項會依序放進統計模型中，如果有社會梯度存在，則當解釋變項一一放入模型中時，社會差異會逐漸減少（譯者註：也就是這些解釋變項可以解釋大部分的社會差異）。這個方法與已在第 3 章提過的方式不同之處在於，所有可能的因素，都依據其可能會在一個人的生命中發生的時間之先後順序包括進來分析，所以我們無須煩惱健康與教育成就孰先孰後。我們可以觀察在學校不健康的兒童其就學狀況究竟有多糟，而這些又可以幫助我們解釋多少低教育程度、低社經地位與成人時期健康之間的關係。當然這並不像我們想像的那麼容易，不過這是普遍的探討方式，而且對於用生命歷程研究健康不均而言的確是明顯地進步。因此，為了要評估在這方面研究未來的發展，我們必須先清楚理解生命歷程的分析方法。

首先，我們以與第 3 章所提的「調整後勝算比」（adjusted odds ratio〔OR〕）相同的概念為例，開始理解生命歷程如何影響成人的健康不均。表 7.1 是不同階級之間某些疾病或其他疾病的罹病狀況，其中中產階級有 14.9% 的人會患病，勞工階級則為 26.5%。回顧一下第 3 章的表 3.4，我們計算 OR 以測量患病與暴露於風險因子的關係。在此例，我們將勞工階級視為是「風險暴露群」（exposed +），獲得 OR 的值是 2.07，亦即勞工階級罹病率是中產階級的 2.07 倍。在此 OR 的值是（26.5/73.4）/（14.9/85.1），此乃以勞工階級者暴露於健康風險因子下生病的機會（勝算），除以中產階級暴露於風險因子下而生病的勝算而得。

假設我們認為有較高健康問題風險的勞工階級，他有一部分的原因可能是由於童年時期的貧窮所致。因此，我們則應調整童年時期之階級（adjustment for childhood class），假設其中一群人童年時期是貧窮的，

表 7.1　成年時期不同社會階級的健康情形

成年時期的階級	疾病		
	是	否	總和
勞工階級（+）	223	617	840
百分比（%）	*26.5*	*73.4*	
中產階級（－）	113	647	760
百分比（%）	*14.9*	*85.1*	
勝算比		2.07	

註：「+」是指暴露於危害中。
　　「－」是指未暴露於危害中。

另一群則是富有的。兩個勝算比的結果可以被平均，並容許較大的族群占有較大比重，以得到總平均的或調整後的 OR。在這個例子中，結果顯示如表 7.2，將群體分為童年時期貧窮和富有兩群。在這兩個群體之中，雖然疾病風險勝算比已經下降，勞工階級成年人的健康狀況仍然比中產階級者較差。合計的 OR 是 1.5，可視為富有和貧窮兩個群體之間 OR 的平均值。為了獲得生命歷程影響成人時期社會階級間之健康不均之程度，我們可以使用第 3 章「勝算減少百分比」的公式，如：

（未調整模型的 OR － 已調整模型的 OR）／（未調整模型的 OR － 1）

此例的計算如下：

未調整模型的 OR = 2.07
調整兒童時期環境之後的 OR = 1.5

因此兒童時期環境之調整減少了成年時期的不均程度，方程式如下：

表 7.2　調整童年貧窮狀態後，成年時期不同社會階級的健康情形

成年時期的階級	童年貧窮狀態			
	貧窮（+）		富裕（－）	
	疾病		疾病	
	是	否	是	否
勞工階級（＋）	197	463	26	154
百分比（%）	*29.9*	*70.2*	*16.9*	*85.6*
中產階級（－）	27	113	86	534
百分比（%）	*19.3*	*80.7*	*13.9*	*86.1*
勝算比		1.78		1.23
總勝算比			1.50	

註：「＋」是指暴露於危害中。
　　「－」是指未暴露於危害中。

$$(2.07-1.50)/(2.07-1)$$

得到 $0.57/1.07=0.53$

換句話說，成人時期不同階級間之健康差異有 53% 是由於這些成人（富有者及貧窮者）其童年時期貧富不同之故。

假使我們想要探討生命中不只一個階段的事件或危害，應從哪裡著手呢？假設我們將考量另一個可能的生命歷程因素，也就是個人教育成就。我們首先依童年時期的貧窮情形，將成人時期的社會階級分類，然後，再依他們的教育成就分組，如此就產生了例如表 7.3。

表 7.3 的例子是虛擬的資料，真實資料的順序不會如此簡單，但是我們盡力創造出某一特定情境的數字，也就是成年時期社會階級的差異是由於童年時期的貧富情形和教育成就而來。這些經過仔細設計的數字

表 7.3　調整童年貧窮狀態及 21 歲止的教育成就後，成年時期的健康不均

	教育成就：高（－）			
	童年生活環境：貧窮（+）		童年生活環境：富裕（－）	
	疾病		疾病	
成年時期的階級	是	否	是	否
勞工階級（+）	45	235	6	74
百分比（%）	*16.0*	*84.0*	*8.0*	*92.0*
中產階級（－）	19	101	26	294
百分比（%）	*16.0*	*84.0*	*8.0*	*92.0*
勝算比		1.0		1.0

	教育成就：低（+）			
	童年生活環境：貧窮（+）		童年生活環境：富裕（－）	
	疾病		疾病	
成年時期的階級	是	否	是	否
勞工階級（+）	152	228	20	80
百分比（%）	*40.0*	*60.0*	*20.0*	*80.0*
中產階級（－）	8	12	60	240
百分比（%）	*40.0*	*60.0*	*20.0*	*80.0*
勝算比		1.0		1.0

註：「+」是指暴露於危害之中。
「－」是指未暴露於危害下。

呈現，不管其成年時期的社會階級如何，每一童年時期的貧富情形和教育成就之組合有相同的疾病風險（例如，最低者是童年時富有且教育成就優異者為 8%，最高者是童年時貧窮且教育成就差者為 40%）。所以比較所有勞工階級和中產階級之間的童年貧富情形和教育成就，勝算比皆

為 1，因此四個群體勝算比之平均值其比值皆會為 1：1，也就是說在各階級之間沒有任何差異存在。如果勞工階級和中產階級之間的差異會出現，是因為中產階級有較富有的童年生活及較高之教育成就。例如，在成人中產階級當中只有 20 個人童年是貧窮及教育成就低，雖然有 40% 的人是不健康的，但罹病率在整個中產階級裡卻大約只有 15%（表 7.1）。在現實生活中如此極端的分配是不太可能出現，不過這可以提供一個概念就是，生命歷程之社會環境的轉變會造成健康不均，而不是在成人時期的單一危害就會造成很大的影響。

生命歷程中的「選擇」

我們已經看到許多研究顯示教育與健康是密切相關的，在北美、澳洲和北歐國家受高等教育者，傾向過著「健康的生活型態」（healthier lifestyles），這通常意指健康不均不再是由於智力和其他心理特徵因素等「天生」（natural）的不均所造成（見第 4 章）。假如我們可以找到一個模式：不管童年時期是貧窮或富裕，若孩子在學校表現愈好就愈不會有健康方面的問題，這樣就可以說明一個選擇的過程。某些研究者相信也許是源自基因之良好的心理特徵可以幫助個人通過考試，進而增加其「人力資本」（human capital），經濟學家將此定義為教育、技術和工作經驗（*Caspi et al., 1998*）。這些良好的心理特徵包括工作控制能力、適應技巧以及其他類似的結構因素。有較多的人力資本就可以找到較好的工作，也會使人們有較高的所得、地位，且在職場上有較高的工作自主性和權力（*Bond and Saunders, 1999*）。因此，我們在研究及官方統計報告方面看到社會狀態和環境與健康之間的關聯，被視為是個人各種特性的互相作用後的結果。

當健康和成人時期的社會地位兩者都是由個人的心理特徵決定，稱之為「間接的選擇」。這並不是「直接的健康選擇」（direct health selection），因為人們並不認為他們是由於一些特定疾病才生活在劣勢的環境中，而是由於他們的個人特徵使其更容易生病。我們很難用嚴謹的方式去檢驗間接選擇理論，因為在邏輯上我們很難證明一個不存在的現象（prove a negative）。我們不可能會說 *x* 項目絕對不存在（如：外星人來自其他銀河系）。當 *a* 和 *b* 之間的關係是由於其他因素（*x*）造成，就是我們之前所提到的干擾因子（confounding）或虛假（spuriousness）的關係，這就是另一種干擾形式，但由於干擾因子難以被觀察或測量出來，以至於它無法被直接的檢驗，這通常被稱為「無法觀察的異質性」（unobserved heterogeneity）。在研究中我們必須考量這類問題；與其陳述一個真實的現象，我們必須要更小心考慮無法觀察的異質性，其思考原則就是：我們必須時時刻刻的自我批判關於表淺的發現。

由於選擇的解釋對於健康不均的生命歷程觀點研究相當重要，因此我們有必要在描繪後續貫時性研究的證據之前，對選擇的解釋進行回顧。

間接選擇的證明

間接選擇的概念是指成人時期不同社會群體之間的健康差異，是因童年時期的心理特質造成；也就是說，若成人時期健康狀態較好，乃是因為童年時期有較優勢的社會位置及較好的健康。荷蘭的 van de Mheen 及其同事在其研究中探討：「是否在成年早期的健康相關行為，與兒童時期的社會背景及之後的健康狀況相關？」（*van de Mheen et al., 1998*）是否在劣勢背景成長的兒童，成年後會較不健康，是因為他們多抽菸、飲食習慣不佳、狂飲和缺乏運動所致嗎？像作者所強調的，很少的研究是在檢驗此概念。近代芬蘭的研究發現，造成較劣勢社會背景之青壯年人口高死亡率的主要因素，是與酒精相關的疾病和意外有所關聯。勞工的兒女（特別是兒子）有較高的風險死於酒精相關的意外、暴力事件、酒精性肝和胰臟的疾病（*Pensola and Valkonen, 2000*）。難道這些風險行為的差異是起因於心理特徵嗎？換句話說，是否成人時期跟孩童時期皆處於社會弱勢的人，是因為個人人格上的差異？

另外，荷蘭 Erasmus 大學的研究指出一個問題，是否童年貧困的人，其心理特徵有所不同？他們發現童年時的劣勢地位與缺乏控制、神經過敏症、較差的適應技巧和其他成人時期不好的人格特質有關。兒童時期的社會地位和成年之後的自評健康狀況的關係有 50% 可以被下列的事實所解釋，也就是童年時期劣勢的人們，其適應狀況不佳、較神經質（neurotic）而且較可能感覺對事件失去控制（外控人格特質）。另有一獨特的研究，嘗試定義和測量不同童年環境的人之間其心理特質的差異，以用來看它對成年時期健康情形的重要性（*Bosma, van de Mheen and Mackenbach, 1999*）。童年時期的社會和經濟弱勢，已經被證實與之後生活所需的心理資源有所關聯，但這個關聯也有可能是基因所造成的。但，我們不知道這種複雜的特徵有多少可能是來自於遺傳，也有可能基因並不是最大的影響因素（*Holtzman, 2002*）。

然而，許多研究者強調用「選擇」這個方式來總結這類的研究是不夠的。畢竟，有較貧窮的童年生活的人們，若他們的健康較差，有一半的理由是人格使然，而另外一半的理由是他們的成年生活會面臨更多的危害。因此，對此類研究更完整的觀點就是檢視是否風險會隨者生命歷程而累積。兒童貧窮的生長背景不僅僅直接是生理健康的高風險，它也有可能是「心理社會危害因子的累積」（accumulation of psycho-social hazards）。早年經歷較多困境，可能使後來擁有較少的資源能處理其他的困境。較遺憾的是，這類的研究在一些臨床的疾病或是自評的疾病並未發現有用的結果；所以我們不知道童年社會環境和成年心理特質間的連結，是如何造成重大疾病和死亡率之社會差異。

另一個重要的例子是 Lynch 所帶領的美國研究團隊，它們使用北歐戶籍資料做研究（*Lynch et al., 1994*）。他們研究 2,600 個芬蘭男性，以所得來定義其社會經濟位置及情境。研究結果發現，所得與心臟疾病的死亡和其他原因的死亡皆有關。在童年階段及成年時期皆較貧窮的男性其健康狀況，會比童年時期貧窮但成年之後較富有的人來得糟。童年時期的貧窮只會對成年時期仍然貧窮的人造成衝擊。童年貧窮但後來變得較富有的成人，與那些從未經歷過低所得經驗者有相同的死亡風險。另外一個研究顯示，當成年男性有較差的童年生活時，他較可能有高風險的（risky）的行為發生（*Lynch, Kaplan and Salonen, 1997b*）。但是，假如我們把這兩個報告放在一起比較，就可以很清楚顯示，當成年時期仍是低所得時，這些貧困童年時期的劣勢情境，才會傷害到他。

生命歷程的累積

這個模式的發現已經鼓勵許多研究者去思考，健康不均是人們一生中所有較好或較差狀態的「加總」（adding together）的結果，這就稱為「累積的過程」（accumulative process）。表 7.4 說明若健康會受時間經過所累積的一些經驗影響，當他們分別處於四種不同童年和成年的社經情境時，其罹病率是如何。這四種情形如下四點：

1. A 群體之父母為弱勢的背景，成人後卻處於優勢的社會位置。
2. B 群體之父母為弱勢的背景，成人後亦於相同狀況。
3. C 群體之父母背景與其本身成人後的狀況都是一直處在優勢的狀態。

表 7.4　生命歷程之健康風險累積

父母社會位置	自己的社會位置	
	優勢	弱勢
優勢	C	D
生病百分比	*10*	*8*
弱勢	A	B
生病百分比	*8*	*4*

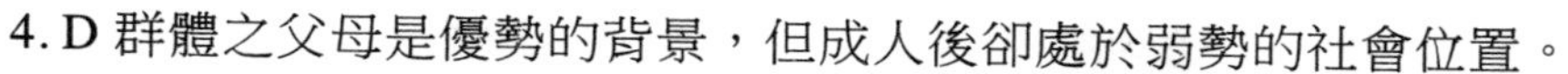

4. D 群體之父母是優勢的背景，但成人後卻處於弱勢的社會位置。

我們可以看到不管社會位置是由高轉為低，或由低轉為高，其罹病率皆沒有差異（8%）。這如同是處在劣勢狀態的時間長短會形成「風險積分」（risk score）一樣：當風險積分愈高表示他們所處在劣勢狀態的時間愈長。至今僅有極少數的證據顯示，社會不均背後隱藏著各式各樣健康風險的累積型態。例如，Hilary Graham 發現，平均 22% 的女性有抽菸，但在沒有受過教育的女性則為 46% ，在沒有任何證照和低技術性工作女性中則是 50% ，居住在社會救助的住宅的婦女中為 67% ，在領社會津貼的女性為 73%（*Graham, 1998*）。George Davey Smith 、David Blane 及其同事的研究發現，1930 年代出生的英國的 Boyd-Orr 世代，出現健康風險的累積現象（*Davey Smith et al., 1997; Hart, Davey Smith and Blane, 1998a, 1998b; Holland et al., 2000*）。在英國大規模的貫時性研究中也有發現類似的累積模式（*Power, Matthews and Manor, 1998; Bartley and Plewis, 2002*）。

摘要：生命歷程對健康不均的解釋

生命歷程理論將健康視為，是隨著時間的經過及個人經歷到各種社會性、心理性和生物性的優勢或弱勢條件交互作用的結果。一個健康不均的生命歷程理論強調，這些型態受到個人地位和其家庭的社會經濟結構和地位階級所影響。然而，這些連結與政治和文化環境的發展有關；這意思是指，我們需要一個「健康的生命歷程之政治經濟學」（life-course political economy of health），用來檢視經濟和社會政策如何影響物質和心理社會風險的累積。生命歷程中優、劣勢情境的交互作用，影響每一個人其健康的壽命能有多長及他們可能罹患什麼疾病。

第 8 章

社會生態學

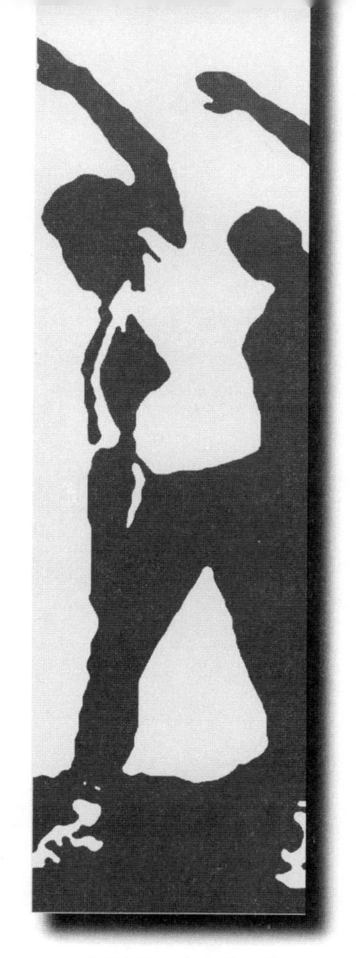

Health Inequality

有許多讀者可能會非常驚訝，到目前為止有關健康和所得不均的研究（*Wilkinson, 1996; Lynch et al., 1999; Wolfson et al., 1999*）在書中還未被提及。在美國，這類的研究（我們稱為「社會生態學」〔social ecology〕）還比關於個人所得或社會地位對健康的研究更具影響力。理由在於，Wilkinson 和其研究同僚所談的並不是健康不均。所謂的「健康不均」，是存在於單一社會內不同群體的個人之間；而「健康和所得不均」的研究則專注在不同國家或不同區域內人口群的健康情形，大部分以預期壽命為衡量標準。亦即，當健康不均的研究為分析社會階級、地位或所得群體間的健康差異狀況，社會生態研究是檢視國家間（*Wilkinson, 1992a; McIsaac and Wilkinson, 1997*）、美國各州間（*Wolfson et al., 1999*）、加拿大各省間（*Ross et al., 2000*）、英國的各行政區域間（*Ben-Shlomo, White and Marmot, 1996*），或是其他地理政治單位間的健康差異。這些區域的環境會以所得不均的程度來定義，測量方式有很多不同的種類，但幾乎所有的測量都意圖描繪貧富群體之間的所得差異。當區域中貧者富者間的所得差異較小時，許多研究都發現（雖然也不是所有研究），該區域人口的預期壽命會比較高。這個情形也同樣適用於兩個相似低所得的國家，例如比較印度 Kerala 省和菲律賓群島，貧富所得差距較小的 Kerala 省，預期壽命比較高。

然而，在我們討論這麼久之後，這些社會生態研究和「健康不均」到底有什麼關聯？我們能不能建構一個連結不均和健康結果的概念架構，以用來瞭解健康和所得分配的生態性研究？到目前為止，這本書的前面章節已經告訴我們如何去瞭解單一國家中，階級、所得或聲望，與個人和群體間健康差異相關的研究。我們也考量了許多立基於健康相關行為、壓力和其生理影響，以及直接物質（direct material）或新物質（neo-material）理論等論述的優缺點。每項論述都是一個案例，還可以根據被檢視的各型態的不均和健康結果來形成各式混合型態之論述。除此之外，我們也考慮了以上這些影響如何以長時間的形式在個人生命歷程中運作。

而本章節，則嘗試整合許多具影響力的「社會生態」研究和論述至幾個已建構的理論架構當中，惟本文主要還是會以兩種方式來討論。其一為使用心理社會模型，此模型認為不均度高或低的國家之健康差異是來自於所經驗的壓力的大小；至於第二種是新物質主義模型的解釋，此模型認為最關鍵的影響因素還是在於國家不同程度的社會貨品（social goods）的供給，例如教育、健康服務、公共住宅和福利給付。

我們想要發現普遍的理解架構的主要原因，在於如果能使用這樣的架構，對於瞭解和評估健康不均的研究（以及去設計未來類似的研究）會很有助益。但另外一個原因則是，「社會生態」的研究有相當多的爭議，而且評估這些爭議是需要一定程度的前瞻性。目前主要的爭議大概有以下三項：(1) 所得分配和健康間的關係是否真的存在？ (2) 如果真的存在，兩者之因果關係為何？ (3) 因為不同的因果關係解釋，會有怎樣不同的政策意涵呢？

所得分配是否與群體健康有關？

健康社會生態學的早期研究，以及 Wilkinson 自己對於社會生態學的貢獻，都收錄於其所著作的《不健康的社會》（*Unhealthy Societies*）一書當中，我們非常強烈建議讀者去閱讀這本書，裡面對社會生態學有詳盡、具說服力的解釋（*Wilkinson, 1996*）。這其中最關鍵的概念在於，當一個社會中每人平均所得達到一定程度之後，即使平均所得再增加一點，都對社會整體的健康沒有什麼促進。這樣的結果和以個人社會經濟位置（例如所得、以職業為基礎分類的社會階級、聲望）為分析標準的研究中所看到的影響效果並不相同。就目前的研究結果發現，個人在國家內獲得愈多金錢和聲望，以及就業環境愈舒適友善、薪資愈高的情況下，個人的健康狀況也會愈來愈佳；同樣地，國家內不同社會階級、所得或地位團體之間的「平均」健康程度，也是隨著團體的平均所得升高而更好。在這樣的研究結果之下，健康可以無限的提升。相對來說，在比較不同國家的情形時（而不是國家「內」），大部分研究的結論都發現，以預期壽命為測量標準的群體健康狀況其實並不會隨著國民賺愈多就逐漸好轉。當每人平均所得已經超過某個程度，只有在總所得（常以國內生產毛額〔GDP〕為代表）「分配愈平均」的情況下，國家（或其他地理單位，例如美國各州）的人民才會有較長的預期壽命。進行研究時這些所得分配的差異通常會有不同的測量方式，其中一種常用來表示個人所得分配的指標，即是「吉尼（Gini）係數」。因為計算這個係數的過程有一些複雜，我們可以使用另外一種相似但又簡單的方式——變異係數瞭解。變異係數等於群體之平均所得除以其標準差。標準差是我們個人所得和群體平均所得差距的平均量（雖說這不是統計學家會用的標準公式，但這是大致上的概念）。

表 8.1 是一個杜撰的例子，其包含了平均所得相等的兩個群體，但是群體中的個人的所得和平均所得的差異卻有所不同，因此兩組變異係數也就不同。每一組都有五個人，且平均年所得都是 5,800 元。而兩組變異係數有差異的主要原因，在於第一組每個人的所得差距較大，並進而拉大每人所得和平均所得的差異（在這部分的計算當中可以不用考慮正和負值）。另外還有許多研究可以用來測量所得不均的指數，例如羅賓漢指數（Robin Hood Index），即是比較最高 10% ，以及最低 10% 的人群的所得，而這些測量的概念都是相似的，都是要計算群體之間的所得差異。

所得分配和健康的爭議

因為健康經濟生態學的理念對許多人有吸引力，也有很明顯的政治意涵，繞著這個問題的爭議和討論非常熱烈，也變動快速。我們在此一章裡面可能沒有辦法包含這個議題的每個面向，但爭議的主要問題點還

表 8.1 變異係數：測量分配較均等及較不均等群體中所得不均的程度

	所得	個人和群體平均所得的差異		變異係數
高度不均組				
成員 1	9,900	4,100		
成員 2	9,300	3,500		
成員 3	5,700	100		
成員 4	2,100	3,700		
成員 5	2,000	3,800		
平均所得	5,800			
差異總和			15,200	
				2.62
低度不均組				
成員 1	6,600	800		
成員 2	5,500	300		
成員 3	5,700	100		
成員 4	6,300	500		
成員 5	4,900	900		
平均所得	5,800			
差異總和			2,600	
				0.45

是會適時提及。例如，參與所得不均和健康的爭論中的討論者都一致認為：在考慮個人所得之後，所得分配還會不會和健康相關，是一件很重要的事。在人數眾多的國家中，如果最貧和最富者的所得差異非常大，健康狀況通常較差；至少在其一開始的討論當中，大部分的人都能理解社會生態學的陳述，亦即人們接受同樣所得，只要他住在所得分布較平均的社會，就會比較健康。然而，以上想法最近已開始成為一個爭議點。

難道不管人們本身的所得，就可直接說住在經濟較均等的地方就會比較健康了嗎？這仍然是一個值得討論的問題。

第二個由所得分配和健康兩者關係所延伸出的爭議點，其實是數字運算的結果：一個人可以擁有好幾百萬美元（或歐元、英鎊）的所得，但事實上卻沒有人可以活到 110 歲以上。假如我們觀察許多國家之實質所得差異，可能會發現最富有者的所得，通常都是最貧者的 50 倍或是百倍以上。但我們無法確認多 1 塊美金是否就可以買到每人等量的健康，而不管一開始個人本身所擁有的財富有多少。假使每年 1 美元的所得可以購買 0.01 年的壽命，我們也就能預期一年賺取 3,000 美元所得的人大概就只會活 30 年，而一年賺取 30 萬美元則會活 3,000 歲！我們還可以從另外一個角度來思考這件事。假設平均一年賺取 100 萬美元的群體（跟美國的高薪專業和管理人員所賺取的薪資比起來一點都不誇張）其平均預期壽命約為 90 歲，我們可以推算他們所擁有的每一歲都是自己每賺 11,000 美元而來的；但反過來也可說，一個年所得 33,000 美元的三口之家（每人每年 11,000 美元）的孩子卻只有一年可活，這絕不是現實世界當中所發生的事。因此我們在觀察金錢和健康之間的關係時會發現：已經擁有較多財富的人，多用一分錢所換到的健康，會比沒有那麼多錢的人來得少（*Wagstaff and van Doorslaer, 2000*）。

舉個另一個例子來說吧。假設有三個國家，每個國家都有 100 位人民，所有人民的所得加起來都是 100 萬英鎊。在國家 A 中，其中 50 人都各有 7,000 英鎊、30 人各有 10,000 英鎊、20 人各有 17,500 英鎊；在國家 B 中，其中 10 人各有 50,000 英鎊，剩餘的 90 人則平分剩下來的 50 萬英鎊，亦即，他們每個人大約各有 5,560 英鎊；在國家 C 中，每個人則剛好都有 10,000 英鎊。此外；國家 D 有同樣人數，但總所得卻只有 85 萬英鎊，此 100 位人民在所得平分的情況下都有 8,500 英鎊，因而沒有人的所得會比國家 B 中 90% 的人（年所得 5,560 英鎊）還要少。

假如說每一英鎊、美元或是歐元可以購買「等量」的健康，我們會在這三個國家當中看到什麼樣的狀況？我們預設國家 D（每人年所得都是 8,500 元）人民的預期壽命都是 85 歲，每 100 英鎊就增加 1 歲；同理可推國家 B 年所得只有 5,560 英鎊的 90 人只能活 55.6 歲，另外 10 人卻可以活 500 歲，但照理說，至少在現在這個時代，人活到 500 歲在生理上是不可能的。兩個國家計算總歲數的話，國家 D 會有總歲數 8,500 歲，國家 B 則會有（90×55.6）+（10×500）= 10,004 歲！為求合理，最多歲數應算到 99 歲，因此國家 B 得到總歲數應為（90×55.6）+（10×99）= 5,994 歲。由此可見，較不均等的社會（國家 B）可能就會有較少的總壽命，因此平均預期壽命較短——60 歲；相對另一所得較均等的國家（國家 D）其平均預期壽命為 85 歲。當你已經擁有一定數量的金錢，再多一塊錢是不會讓你更健康，或是活得更久。這並不是什麼十分神秘的情況，而只是人類壽命原本就會有的生物限制而已。而如此反覆思考及比較的原因在於，我們發現如果將富有者的一些財富轉給較不富有者，群體的每一個人的健康都可以提升，而富有者的健康也不會因此而有所損害。金錢可以買到多少健康之限制，可以讓我們清楚看到所得重分配是如何能增進群體健康的。

假如所得重分配的假設是肯定的，你可能會看到國家 B 的人民健康狀況會是最差的，或第二差，因此即使有較低的平均所得，較貧窮但分布較平均的國家都仍然會有比較好的健康。目前就許多研究可以印證這個說法。大部分比較美國各州或城市的研究（*Kaplan et al., 1996; Kennedy, Kawachi and Prothrowstith, 1996; Lynch et al., 1998; Wolfson et al., 1999*）的確顯示這樣的關係，但有一些例外（*Daly et al., 1998*）。一項加拿大各省的研究並沒有發現所得不均和死亡率有關係（*Ross et al., 2000*）；比較各 OECD（經濟合作暨發展組織）國家的情況則產生更多爭議，亦無顯示相同的關係型態。Wilkinson 最早的研究（*Wilkinson, 1986, 1992a, 1992b*）在取得 1970 年代和 1980 年代已開發國家的所得分配和預期壽命資料後，比較了各國家的預期壽命。另外，其他使用更多國家更新資料的研究直到最近才出現，大部分的研究結果發現，在考慮國家間或區域間平均個人所得的差異後，所得分配和健康的關係就消失了（*Judge, 1995; Fiscella and Franks, 1997; Lynch et al., 2000, 2001*）。

如前述所討論的，對某些評論者來說，關鍵問題在於是否有一特殊的「不均效應」（inequality effect）。換句話說，一個年所得 33,000 美元的人，在有人年所得 300 萬美元的國家中可以活得比較久？還是在大家都賺不會超過 30 萬美元的國家中，有較長的預期壽命？統計學家 Steven Senn 用穀物施肥的例子來類推這層關係。假如肥料施灑在農田當中的劑量不平均，可能就會有一小塊地的作物會長得比其他作物還快速，這就是肥料施灑不均的效應。但是他認為社會生態學的研究提出一種外溢的效果：特高的作物其實會有意無意妨礙到周圍較低矮作物的生長。即使使用比較少的肥料，但是施灑得很平均，這樣沒有作物會長得特別高，也不會有作物會被鄰近長得較高的作物遮蔽陽光、減緩生長（*Senn, 1998*）。經濟學家 Angus Deaton 則用群體中上層人口的所得對較低所得者「施壓」的「重量」（weight）來解釋「不均效應」；他認為不同所得程度的人，承受上層人口群的金錢壓力程度也會不同，個體的健康因此受到這個「重量」影響，這個「重量」大略可以估計為，賺得比個人所得高的人數乘以其所得。因此，假如你所賺取的所得比人口群中所得最高者低，你的感覺會有多壞是取決於到底有多少人賺得比你多，以及他們每個人到底賺多少。假如你的所得只比 100 個人少，但這 100 人每人每年都賺 100 萬，而你只有 5 萬元，這樣的感覺是很糟的。反過來說，假如有 2,000 人的年所得比你高，但每人只有 6 萬元時，感覺就不會那麼糟了。因此在一個 1,000 人的群體裡，假使 10 個最高所得者每一個年所得都有 100 萬美元，位於所得分配中次富有的 20% 的人是會比較不健康的；相對起來，雖然有 500 人的所得高於自己（亦即位於所得分配中間位置），但是 500 人的所得總共不超過 1,000 萬美元，位於所得分配中間位置的人其健康狀況是不會比較差的。學者 Deaton 在美國的研究證實的確有類似的情形發生（*Deaton, 2001*）。

為何所得分配可能會與群體健康相關？

假使有證據顯示住在一個較不均的社會環境中對於健康會有不好的影響，我們又要問，為何會發生這樣的事呢？我們可以用相似於前幾章解釋國家內不同社會群體間的健康不均模型來說明這樣的問題嗎？表 8.2 分別簡述「健康不均」研究以及「所得分配和健康」研究（也就是社會

表 8.2　健康不均和社會生態研究：解釋的類型

解釋類型	社會經濟位置與情境	
	個人社會經濟位置（階級、所得或地位）	社會（國家、州、省等）
心理－社會的	工作中的低報酬（或低地位）會產生無助和絕望感，都會影響內分泌系統、活化下視丘－腦下垂體－腎上腺皮質作用、降低免疫系統的功能。	當所得分配不平均時，低所得的人認為自己在人群中是屬於較低地位的一群，所產生的心理低潮最後會影響到免疫系統和心臟循環系統的運作。人與人之間信任感的降低則會損壞社會關係的品質。
行為的	健康行為的表現是處於優勢地位的證明，社會弱勢常會不自主的養成不自愛的習癖。	在不均的社會當中，除了最富有者之外，通常會覺得自己比較沒有價值，因而比較沒有可能會從事健康行為，以促進自身健康和預期壽命。另外，惡劣的社會關係品質，也增加了犯罪率、殺人、自殺的情形。
物質／新物質的	低所得影響個人家庭景況、居住環境、鄰近設施，例如醫療服務、健身器材等的可近性。	在所得不均較嚴重的國家或區域中，教育、醫療服務、大眾運輸、住宅等公共和社會服務的品質可能會比較低劣。

生態研究）不同的解釋途徑：心理社會、行為和物質模型，並顯示這三種模型如何整合健康不均和所得分配的研究。在這裡我們必須記住，社會生態研究所關心的是國家或區域間每個人健康和預期壽命程度上的差異，而不是只是窮人或最劣勢的人群而已。很少有證據顯示在所得分配比較不均的國家當中，健康不均的情形會比較嚴重（*Kunst, 1997; Mackenbach et al., 1997*）。

心理－社會解釋

即使有人同意所得分配和健康的關係已經受到證明，但是他們相信這關係存在的途徑並不相同。幾個在這個領域堪稱先鋒的研究者，儘管他們企圖不同意這種說法，但還是採取了所謂「心理－社會」模型來解釋，Lynch 和其同事所做的研究中就有提到：

> Wilkinson 認為所得分配不均影響健康的途徑，是經由所得在社會階級的相對位置所產生的知覺影響，這樣的知覺製造出例如羞愧、不信任等負面情緒，透過心理－神經－內分泌系統等機制以及由壓力導致的吸菸等不健康行為，將感覺「內化」到身體中造成不健康的身體狀態。相對地位和負面的情緒的感覺漸漸加速「外化」個人，使人容易產生反社會的行為、降低公民參與，社區中的社會資本和社會連結也會隨之減弱。這樣一來，社會階級的意識（以相對所得為指標），對於個人會產生負面的生理結果，以及對社會之人際互動也會產生負向的結果。因而，有關相對所得的感覺也就藉此連結起個人和社會病理學兩者之間的關係（*Lynch et al., 2000*）。

表 8.2 顯示社會生態學對不同所得分配的國家間其健康差異的解釋，

是如何與心理－社會模型解釋社會階級、地位或所得群體間健康差異相互的搭配。在較弱勢社會團體的個人，會因團體內的心理社會情境而導致壓力，最後影響到身體健康。在所得分布較不均的國家或區域，有兩件事情可能會發生（至少根據這個理論是如此）。第一，對於次富有者而言，也會有相似的影響效果，他們會因而感覺到「相對剝奪」的情形，這會產生負面情緒，進而促使身體的壓力反應機制開始運作。

第二，在較為不平等的社會當中，「社會資本」的程度高低也會被影響。大多數的研究都有提出一個很重要的概念：當人們自覺所處的環境是不公平的，會變得比較不願意去參與社區的組織或活動（*Kaplan et al., 1996; Kawachi et al., 1997*）。例如，他們比較不會一起努力去改進所居住社區的環境。不均的社會是比較具有競爭性的，且在許多方面缺少了合作的精神，人們之間也缺少信任，犯罪行為也比較可能發生（*Kawachi and Kennedy, 1997*）。這樣的影響事實上會擴及每一個人，不只是對較貧窮的人有影響而已。每個人因為身處在不安全的環境當中而更容易暴露在危險當中，例如污染、交通意外等，這些地方的人對社會公益團體的公共參與亦較低，消費者也不能確定商品的安全標準底線；另外一個眾所皆知的問題在於，即使事實上危險並沒有很大，但對於犯罪的恐懼仍會嚴重影響生活品質。

關於健康不均的心理社會模型最具說服力的面向，可能就在於其能使用同一套的概念，對上述所得不均研究和社會團體間的健康差異做一合理的解釋。這是因為我們必須考慮很多人已經發現的現象：健康的「社會梯度」（social gradient）。社會梯度表示在社會中最優勢群體和次優勢群體會有明顯的健康差異，這樣的關係並不是只存在於最貧窮或最劣勢者和其他人之間。我們不僅觀察一個國家內，貧者（或是用金錢、地位和階級位置來界定的最劣勢人口群）較其他一般人不健康，甚至還發現呈現一種「梯度關係」。就像擁有兩輛車的人，大部分會活得比擁有一輛車的人還久；同樣的，Wilkinson 和其支持者指出，只有生活在物質貧窮中的人們，其健康狀況會影響群體的健康差異：亦即，所得分配會影響每個人是否能擁有較佳健康的機會。因而，不只我們擁有什麼，還有我們「相對於別人擁有什麼」，會影響我們的健康。次富有者或次優勢者，以及處在階級最底層的人群，都會感覺到從較上層階級而來的「相對剝奪」感。

心理社會模型對較均等或較不均等的社會間存在整體的健康差異的解釋，引起熱烈討論，最爭議點在於，人們意識到在社會階級中的相對位置對他們所造成的影響。這個觀點在某種程度上令人感到沮喪，無法成為某特定階級的「最上層者」，會產生心理上的危害，進而影響到自己的預期壽命。然而，人們真的會這麼在意鄰居的車比較大（比較貴），而這感覺會使得免疫系統崩潰？在第 5 章所描述的就業關係研究中，我們看到心理社會的效應常從人們感覺缺少控制力、在上位者的壓力而來；社會網絡和社會支持的研究也說，孤立和寂寞（不同形式的心理社會風險因子）也會對健康造成傷害。這對身為成年人的我們而言，意識到相對社會地位也許是一種健康風險，不是件難事。但是，人們真的會「嫉妒到死」嗎？或者他們在所得或地位階梯上的位置，才是他們暴露於其他種類風險的測量指標？這就是為何第 6 章我們舉工作場所會有石綿漂浮的危險為例，來告訴讀者，高階經理人和更高階的經理人，其所處物質環境還是會有所不同，影響可以說不大，但也足夠在這些風險其實不高的團體之間製造顯著的差異。

行為的解釋

回到表 8.2，我們能夠從中看出健康不均的行為解釋，以及所得分配效應的行為解釋之間的關係嗎？所得分配和人口健康之間的關係並非是選擇或淘汰的過程而產生的。因此，宣稱日本與美國國民的健康差異，是因為大量健康不佳的日本人移民到美國，或是健康的美國人移民到日本等的人民遷徙所造成，似乎不太合理。這意味著，在我們看國家間的健康差異時，隱含於健康不均之行為解釋後的選擇模型並不具說服力。以上行為解釋健康差異必須先假設一條路徑：其是從心理狀態的變動開始，再引發不同的健康相關行為，此和第 4 章所說的「社會報酬／自我調節理論」這條路徑十分相似。處於劣勢地位的人，可能會比較沒有動機去保護自己的健康，或是加在他們身上的壓力可能會導致不健康的消費行為，例如抽菸或酗酒。

所得不均會否和 Bourdieu 所提出，某些生活型態能顯示社會地位的相關理論有所契合？這是一件很難想像的事，我們看不出來有什麼明顯的理由可以說明在所得分配比較平均的社會當中，宣稱自己的優勢是較不重要的。假如某些人一定要用某些方式去顯示自己的地位時，他們僅止於在強調自己的生活方式，恰好的是，他們正好處在所得差異較小的社會中。然而，關於是否所得不均程度高或低的國家，其健康相關的行為也會不同並沒有系統性的研究。在 1991 年，所得不均情形在英國和美國是最嚴重的，再來是法國、澳大利亞和瑞士，芬蘭、比利時和瑞典則所得不均程度最輕微（*Lynch et al., 2001*）。將這樣的順序與世界衛生組織所估計各國男女性的吸菸率放在一起來分析，我們得到圖 8.1 。對女性而言（以白色正方形來表示），所得不均和吸菸率之間似乎沒有明顯的關係，但在男性方面（以黑色菱形表示）則可稍微看出，在比較不均等的社會當中，吸菸率是比較高的。但這個正相關的關係受極端值的國家——俄國的數值所影響，俄國位於圖形的最右上角，不但有頗高的不均指數，還有高於其他國家的吸菸率。

物質和「新物質」(neo-material) 解釋

新物質主義解釋目前引起許多研究者和政策領導者的注意。在第 6 章中，物質主義理論的吸引力，在於其所關注的是社會和經濟情況如何

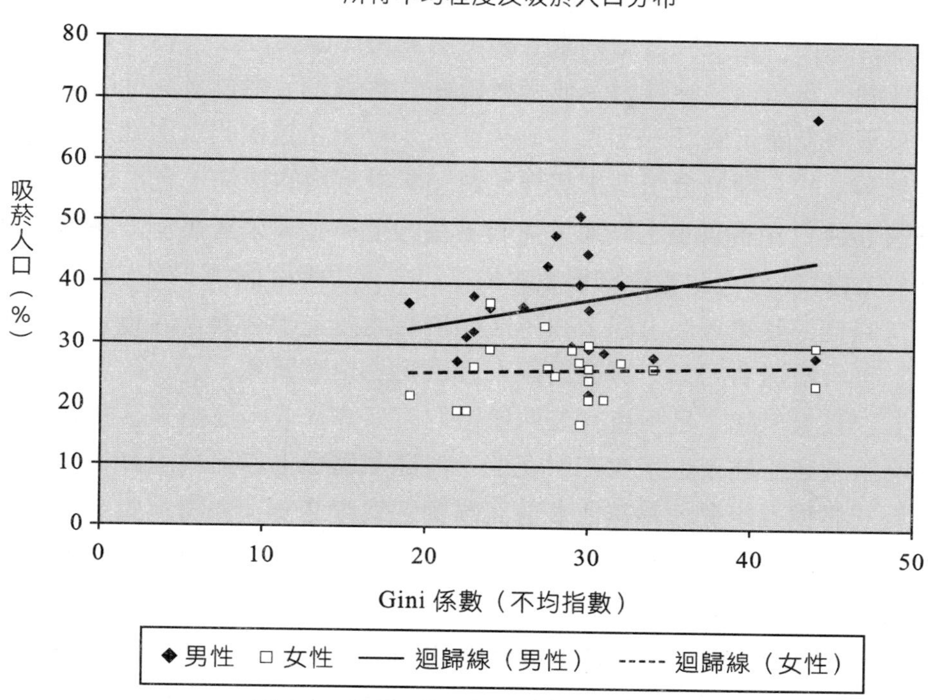

圖 8.1　所得不均程度與吸菸人口分布

影響身體。而那些認為健康和所得分配之間的關係是應以「新物質主義」解釋的支持者，則撰寫了許多研究著作來強烈批評心理社會模型的解釋（*Judge, 1995; Coburn, 2000; Lynch et al., 2000, 2001*）。他們並不同意因為意識到相對剝奪而產生的心理效應會損害健康，反而偏好去探討，為何在所得比較均等的社會當中，人們都能經驗到對其自身健康更有利的各種情況。更進一步來說，新物質主義同時認為，這些較有利的經驗是從許多各式各樣公共服務政策的提供而來，譬如說教育或者是醫療照顧都有這樣的效果（*Davey Smith, 1996; Kaplan et al., 1996; Coburn, 2000; Lynch et al., 2000*）。

Lynch 和其同僚的研究就以長程客機上的乘客為例子，來反駁心理社會解釋，進而說明物質主義模型。在一架客機上，通常在靠近機尾的座位是狹窄擁擠的經濟艙，而前頭就是豪華享受的商務艙和頭等艙。在旅程結束後，坐在經濟艙的乘客通常會覺得比較不舒服。Lynch 和其同僚就問，難道這是純粹因為他們對於頭等艙的人，相對來說可以享受比較豪華的設備而憤恨不已嗎（*Lynch et al., 2000*）？這樣的說法就是以「相對剝奪」的心理社會模型來解釋健康和所得不均的關係。還是說，其實是頭等艙的實體空間比較大（我們現在已經瞭解長久坐在一個擁擠的地方可能會致命），才會造成健康差異？另一種思考這個例子的方式，可以問我們是否要讓每個人都坐在相同擁擠的地方，才能讓「群體的平均健康」有所增進？因為，這樣就無人會感到「相對剝奪」了。當然，這個例子以直覺來說，是不會有任何增進的，只會降低頭等艙乘客的健康，經濟艙乘客的健康也不會有所促進。但這個例子也和另一個重點有關：不均的經驗可能會因為其他事情而改變。就此進一步來問，如果每個人都有一個舒適、好移動的座位，沒有人有擁擠的座位，但還是有人擁有更大的座位呢？結果會是如何？

表 8.2 是所得不均對住宅的影響的例子，這個例子比上述搭乘長途客機的例子的影響層面較大。這個住宅的例子，引發了另外一個可討論的議題：新物質主義可能應考量「相對所得的絕對效果」？也許事實上「僅僅相對」的所得差異其實並不存在。在生活中的許多領域當中，我們所需物品的成本會被社會上最富有的人的所得所影響。在倫敦或是芝加哥的一個快餐店廚師，其薪水一定會比印度 Kerala 的小農夫還要高，但在一個富裕卻比較不均的社會當中，他們的所得也許只能買到一棟會傷害自己健康的住宅。房地產的價格高昂，使得僅賺社會平均所得一半的人們，只能住在潮濕、不衛生的污染社區中，夜晚還會因為呼嘯而過的車輛而無法入眠。但在較平均的社會當中，所得相似的人，或許就可以依自己的經濟能力買到一間品質較好的住宅。最近一項研究發現，丹麥各區域間的所得不均和健康似乎沒有關係，其住宅政策顯示富有和貧窮人民居住的地區分隔的情形，遠比美國小（*Osler et al., 2002*）。

金錢與居住環境的關係，端看這些錢可以買到些什麼，以及，是否許多人都比你還有錢，至少你所需的必需品都比較昂貴。在第 6 章中我們看到，Morris 及其同僚所計算的健康生活所需成本，租金占了其中的一大部分。因此房屋成本對於健康的影響，不管看得出來或看不出來，所得分配幾乎難辭其咎，也讓這個例子成為新物質主義模型解釋所得分配和健康間關係的最佳範例。我們亦可以從另外一個方向做延伸思考，當一個家庭必須花費其所得的 40% 在房屋貸款上，便無法剩餘太多的錢，以用來維持飲食的健康、足夠的暖氣、住宅的整修和具健康促進功能的休閒運動等；當大眾運輸工具也不夠時，住在偏遠地區（通常是貧窮的地區）的居民不是吃不到新鮮的食物，就是必須花更多錢在交通車輛上，千里迢迢到外地去購買。例如，在英國的某些貧窮區域，許多家庭都必須花費至少總所得的 30% 來「供養」一輛車。而房地產價格飆高通常和高度所得不均掛勾，因為當我們想要儘量減低這些成本的時候，就有另外一群人，擁有足夠的資金可以投資房地產（並不自己居住），以謀取利潤。因此在那些對富有者課比較少稅的國家，也許並沒有足夠的資金興建大眾運輸。對以上這些現象的洞察，我們可以理解到，其實不用從相對剝奪和其所引發心理反應來看所得不均的程度對健康所造成的結果是如何，就可以察覺高度所得不均是如何影響健康了（*Lynch et al., 2000*）。

新物質主義秉持的觀念有兩項：第一，所得分配較平均和較不平均的國家或區域，其差異起源於各國經濟和政治的歷史背景的不同；第二，所得不均的效應本身會受到公部門所提供的服務和設備多寡影響。例如瑞典和美國之公共服務供給量就有許多的差異，我們不需要只專注在所得，因為所得可以是結果，而不是原因。Daly 和其同僚的研究即說：「不均等的所得分配可能會和經濟、政治、社會和制度性過程相關聯，更反映一個國家對於人力、實體、健康和社會基礎建設整體的投資不足。」（*Daly et al., 1998*）

因此，國家間最重要的差異在於政府提供公共服務的情形，而不是人們對自己位在社會階級位置的感覺。加拿大各省間健康差異的研究是支持這個結果，且是最令人印象深刻的證據（*Ross et al., 2000*）。這些研究人員發現比較美國各州時，的確發現所得分配的影響效果，此效果與平均所得是無關的；但他們在加拿大卻沒有發現這樣的效果。他們認為會有這樣的結果，理由在於加拿大的公共服務（例如健康照護）發展得比較好，所以是否可以接受那些服務，並不受個人所得的限制。這可能也顯示出，當所得不均是公共服務提供多寡的指標時，它將和健康有相關。

新物質主義的意涵在於，我們應該去瞭解，提供不同程度之公共服務的國家間的健康差異到底是如何。我們並沒有非常多的研究和實證資料來驗證這個概念，想必這應該已經不會讓大家驚訝了。自第二次世界大戰以來，大部分的工業化國家的公共服務提供已經有相當的進步，且在這段時間內預期壽命也快速上升。然而，在有最佳公共服務的國家，健康的提升並不是最多。自 1980 年代起，英國的公共服務成長趨緩，但預期壽命仍不斷在上升；但優勢、劣勢人口群間的預期壽命差異在這段期間卻稍微增加；雖然所有階級之男性與女性的預期壽命都上升，但和最優勢人口群的預期壽命卻漸行漸遠（*Hattersley, 1999*）。但，就我們在第 1 章所看到的，這個趨勢並不是只在所得不均上升時才發生，而是從有統計資料時就已經如此，至少在英國就是。這樣的趨勢不但讓所得不均假說中的心理社會模式解釋遇到些困難，同樣也困惑了新物質主義的解釋。在 1950 和 1960 年代，英國的公共服務不斷擴張，也稍微降低所得之間的差異，但健康不均的情形實際上卻沒有減緩。

健康的「生命歷程政治經濟學」

讀者可能會發現，當我們意欲整合所得不均和健康之社會生態學和群體健康不均的研究時，第 7 章所提之「生命歷程取向」在這裡被忽略了。其中一個理由是，在解釋所得不均和健康的關係時，我們沒有辦法將「周密的」心理社會解釋和生命歷程分析作結合。所得不均是以某個時間點的情形為概念並測量，以及其如何影響人們活著時的健康，而不管他們是幾歲。這樣的效果常被流行病學家或人口學家稱作「時期效應」（period effect），和「世代效應」（cohort effect）的概念是相對的。後者代表某個事件會影響在同一時間出生的一群人的健康，所以不管在哪個時點，這個出生世代的人們健康情況會和比自己早或晚出生世代的人不一樣。世代效應可以用英國的健康趨勢資料為一實例，資料顯示在 1900 和 1925 年之間，懷孕女性的營養攝取漸漸變得豐富起來，因而在 1925 年後出生的人們，比較不易罹患疾病（*Kuh and Davey Smith, 1997*）。

在生命歷程經過所得不均或公共服務的提供拉大或縮減的時期時，早期經驗的「體現」（embodiment）（*Fassin, 2000; Krieger, 2000*）會有什麼影響？舉例來說，1960 年代所得不均的情形漸漸縮小，對英國人民的影響，必須要看他們在 1930 年代經濟衰退時，在孩童時期有什麼經驗。同樣的，在 1980 年代不均擴大時所產生的效果，也是要看他們在 1950 和 1960 年代時孩童和年輕時的經歷。任何於 1980 年代，大約在 40 歲上下的人，其大部分的成年時期都經歷過安全的就業、免費且高品質的健康照顧、一定品質的公共住宅的提供等社會福利的保護，因而到中年或老年時期（有較高的死亡率）通常所受到的短期社會經濟變動的影響就沒有預期的嚴重。他們通常都還會有相當豐富的「健康資源儲蓄」（reserves of health resources）作為後盾，而且通常不只「健康資源」可以儲蓄；舉例來說，許多公共住宅的住戶都是受到政府幫助才能以低價買到現在的住處，但他們會再以高價賣出，賺取中間的差額。在都市中，轉賣房屋並搬到遠離市中心的地區，通常對於房舍本身、住家周圍環境和生活品質的改善有很大的幫助。

假如經濟變動對個人健康的損害程度，受個體生命歷程早期的經歷所影響，我們會預期看到什麼結果？其中一個可能結果就是，年紀愈老的人群愈不會受到影響，因為他們大半生都生活在不錯的環境中。在英國也的確是有這樣的情形：18 至 34 歲的男性，其預期壽命在 1980 年代所有人群的預期壽命都是上升的狀態下逆向而行。因為在那些年輕人當中，死亡是件非常罕見的事情，所以他們的死亡率對於整體變動趨勢的影響不大；但愈來愈嚴重的不均情形對年輕人和老年人有不一樣的影響，這和作者所謂的健康的「生命歷程政治經濟學」欲解釋的概念是一致的。

這樣的方法可以帶領我們更深入的去瞭解，所得不均和各種解決不均的公共政策，如何去影響人們建立和保護他們的健康資源，以及當不幸事件真的發生時，他們怎麼處理和調適。以教育為例，乃被新物質主義者視為社會服務提供之重要一環。如加入生命歷程的概念，可以提醒我們教育至少在建立健康資源方面有兩種角色：(1) 它可以使人獲得更安全、薪水更高、更有保障的工作；(2) 也能增加獲得文化資源的機會（*Adler, 2002*）。另一個在較均等和較不均等的社會中重要的差異，就在於給予失業者福利津貼的多寡；因為畢竟，失業者的所得是決定了大部分群體所得的不均程度。在失業、生病或在家照顧小孩的期間，能夠提供津貼的所得替代率高低，決定了「最壞的可能情境」，以及之後可能會有的焦慮程度（*Bartley, Blane and Montgomery, 1997*）。

也許在生命歷程中會有一些「關鍵期」（critical periods），提供適合的公共服務與否是能不能度過這個時期的重要關鍵。已經有學者建議，這種關鍵期可能包含從家庭到學校、學校能力測驗的時間、從學校到工作場所、建立起自己的家、作父母親、老化伴隨而來的身體功能變化，以及退休等連續的轉型事件（*Bartley, Blane and Montgomery, 1997*）。在每一個轉型中，公共服務的品質可能決定是否人們只是面臨暫時性的不穩定情境，或者人們將落入一個長期、劣勢環境的循環。

關鍵期即使僅有一點點的所得缺乏，將會決定未來長期的健康情況會是如何，我們可以用一個實際例子來說明上述的過程。例如，孩童時期神經管缺陷，脊髓露出體外癱瘓症（spina bifida ，又稱脊柱裂）的形成，此類的缺陷有一個極端傾斜的社會梯度（譯者註：亦即愈是低所得者或低社會經濟地位者，其發生率愈高）。「生命歷程的政治經濟學」是如何解釋這樣的情形？神經管在胚胎發展的早期成形，維他命 B 的攝取不足將造成此官能的缺陷。很多女性甚至在胚胎早期形成的時候還不知道自己已經懷孕；如果她們是身在食物缺乏的家戶當中，即使只是懷孕幾個星期而已，傷害就已經造成。唯一能夠保護發育中嬰孩不會有神經管損傷的問題，只有在婦女具生育能力的年齡間攝取充足的營養。失業家庭所得補助的多寡，不應只足夠這些家庭足以為生的金額，而不考慮是否這金額能夠提供有適當品質的食物，以確保能夠攝取適當的維他命 B。以 Brown 和 Harris 著名的心理健康的社會不均研究為例（*Brown and Harris, 1976*），研究指出有幼小子女的母親，如果其配偶和她的關係不夠親密的話，此母親較容易罹患憂鬱症；我們也曉得，產後憂鬱症也和兒童健康、學業表現有很大的關係。在一個所得較低的家庭中，為迎接新生兒的到來，有工作的配偶會開始延長工時，以賺更多的錢。但這樣一來，父母親的關係反而變得不夠親密、缺乏信任，增加了產後憂鬱症的發生率。由上述情況我們發現，低薪資所引發一連串不利事件，對健康的影響至少會影響兩個世代。實際上，不只是健康而已，還包括「健康資源」，因為當孩童時期在家中經歷過壓力的小孩，長大之後教育程度較低及失業的風險也較高，其心理狀態也很容易變得不健康（*Montgomery et al., 1996; Wadsworth, 1997; Caspi et al., 1998; Duncan et al., 1998*）。

政策意涵

在這章一開始的內容，我們提及總體所得分布的研究中可能的政策意涵所引發的爭議。第 11 章則會進一步探究何種健康不均的研究可以提供社會和經濟政策意涵；因此，可以證明自整體性的資料分析而得的解釋模式，將影響我們思考必須有什麼改變才可以改善人群的健康。

顯而易見的，從生態學研究得到的政策建議，有賴於我們思考所得分布和健康之間關係的起因，是否是由於：(1) 所意識到的相對地位剝奪而來；(2) 還是相對貧窮的物質剝奪；或 (3) 新物質主義因素效應而來。許多人對 Wilkinson 和 Kawachi 等支持所得分布和健康間的關係可由心理社會模型所解釋提出異議，但這些人也同意經濟和社會不均的存在（*Davey Smith, 1996; Muntaner and Lynch, 1999; Lynch, 2000; Coburn, 2000*）。但是，他們不同意心理社會模型對不均現象「主觀偏誤」（subjective bias）的解釋。這些批評認為，假如相對所得僅能改變人們在社會階級中相對地位的知覺，而沒有任何其他作用的話，政策制訂者就不用去擔心所謂的所得的問題。因為假如可以（或至少可行的話），用其他的方法改變人們對於自己在社會階級位置的感覺，所得本身就不需要去做重分配了（例如受到平等主義者推崇、但不受歡迎的賦稅政策）。同樣的，假如「社會資本」──社區中人們互助的程度──能經由遊說來改變的話，因此改變社區居民公共參與的態度，就可以促進健康，而不管是不是有另一群人擁有較多的資產和金錢（*Lang and Hornburg, 1998*）。新物質主義的支持者，對於心理社會模型的研究中所認為，政府其實不需要提供好品質的公共服務的想法，相當嗤之以鼻（*Muntaner and Lynch, 1999*）。假如人們對自己在社會階級中的地位的感覺說明一切社會不均與健康的關係，那良好的醫療服務、教育服務，和大眾交通工具的提供又有何用？

這些批判帶我們回溯思考第 3 章對於不同意義之「社會不均」，社會中「不同」（unequal）的人，及各種的「不均等」（inequality）都可能影響健康。如同國家內社會人群健康差異的研究一樣，對於到底是哪一種形式的不均，是在解釋國家間的健康差異會最顯而易見的，只怕沒有人可以給出一個標準答案。在這種時候最具助力的，就是清楚地瞭解每個研究中所敘述的「不均」會是哪個類型，以及用來解釋不均的「影響路徑」又是如何。在這兩類研究中所提出的分析路徑，必須在生物上解釋得通，亦即，能夠令人相信社會力量是如何影響身體。

第 9 章

性別之健康不均

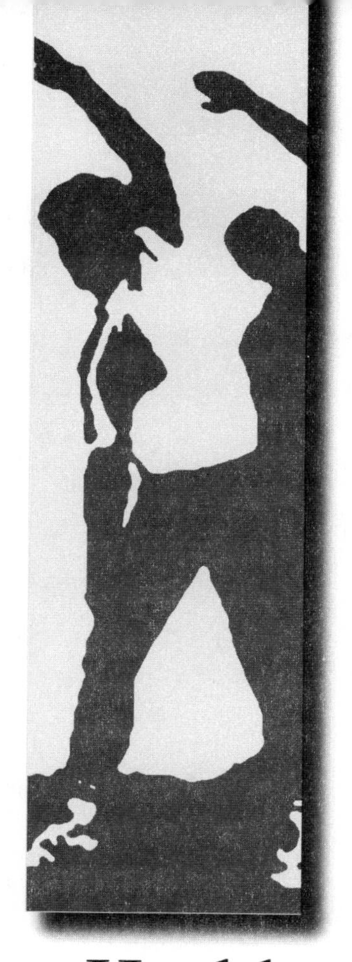

Health Inequality

此章會概述至今所用於分析下列兩個問題的探索方式。第一個問題是：男性與女性的健康狀態不同的原因為何？這個問題已經獲得充分的研究證實，也有許多關於此議題非常好的文章和書籍（*Macintyre et al., 1996; Lahelma et al., 1999; Arber and Cooper, 1999; Manson, 1999; Ladwig et al., 2000; Annandale and Hunt, 2000*）。此章，只會簡短的提及健康的性別差異是否能被前幾章節曾討論過的解釋模型來闡明。例如，分辨心理社會、物質和生命歷程等模式，是否能幫助我們瞭解男性和女性的健康差異？我們對於所得分配的效果或是其他「新物質」因素——例如教育的提供，在健康的性別差異的影響又知道多少呢？

第二個問題則是想問：相較於男性，女性社會團體間的健康不均情形會比較嚴重或比較不嚴重？因為在工業化社會中女性活得比男性更長久，但不同社會經濟地位的女性間的健康差異很少被注意到。對於女性健康不均的研究激起了許多具爭議性的理論與方法的議題，這些理論及議題在前面的章節都有稍加討論。到底女性的社會經濟地位要如何測量才會比較具說服力呢？屬於某一種職業的女性，是否和同一職業的男性處於同一社會階級或相似的社會地位中呢？家庭的壓力對於女性健康的影響和工作對於男性健康的影響是否相同？或是，家務工作實際上是在保護家庭主婦的健康呢？只有處理完這些議題，我們才能進一步瞭解女性的健康不均，以及女性與男性健康差異之處。

健康之性別「不均」

許多研究對於工業社會中女性活得比男性長久，但卻比男性還不健康的理由有所解釋（*Nathanson, 1975; Verbrugge, 1976, 1980a; Waldron, 1976; Verbrugge, 1980b*）。工業國家的所有研究結果都顯示男性的死亡率較高（*Blane, Davey Smith and Bartley, 1990; Waldron, 2000*）。2000 年在英格蘭和威爾斯，女性的預期壽命超過 80 歲，但男性卻只有 75.4 歲。1999 年在美國，女性為 79.4 歲，男性為 73.9 歲，和英國的數字相差無幾。事實上，男性的普遍單一死因死亡率較高。報告指出，在 1998 年每十萬名美國男性中，平均有 254.1 人死於缺血性心臟疾病，79.9 人死於肺癌；相較起來，女性則只有 155.6 人和 41.5 人（*USA, 2002*，表 30）。在同一年，每十萬英格蘭和威爾斯的男性心臟病和肺癌的死亡率分別為 221 人和 64 人，而女性則有 105 人和 29 人（*Office of National Statistics, 2002*，表 6.3）。

北美和歐洲有相當多具代表性的調查研究，其也廣泛證實了罹病率的性別差異（*Verbrugge, 1985; Verbrugge and Wingard, 1987; Popay, Bartlay and Owen, 1993; Feeney et al., 1998*）。在大部分類似的研究當中，女性都比男性有更多屬於身體性的抱怨，例如疲勞、頭痛、肌肉持續性或固定部位的疼痛等。這些發現告訴我們一個有趣的現象：「男性死得早，但女性多病」。然而，某些顯示女性擁有高罹病率的研究，其效度還頗令人質疑（*Macintyre, Hunt and Sweeting, 1996*）。健康結果的變項有許多種，也不是所有的健康測量都能顯示有重要的性別的健康差異（*Emslie, Hunt and Macintyre, 1999*）。在以檢驗輕微心理不適、緊張症狀（*Macintyre, Hunt and Sweeting, 1996*）、工作病假（*Feeney et al., 1998*）、功能限制（*Arber and Cooper, 1999*）或憂鬱為健康測量的研究中比較能顯示出一致性的結果（亦即上述男性死得早，女性病痛多的情形），雖然儘管女性病痛的比率在超過 55 歲之後就會消失（*Bebbington et al., 1998*）。

有些學者已認為，當我們只看「男性」與「女性」的相對罹病率，這樣並非有效的比較。由於男性和女性的社會角色不相同，所以性別和所觀察到的健康差異的相關可能很少；當我們比較在同一社會經濟狀態的男性和女性，性別間的疾病差異就變很小或甚至消失（*Emslie, Hunt and Macintyre, 1999*）。例如，假使比較同樣是全職、低給薪的辦事員，其工作內容固定的一群男性和一群女性，他們既沒有需扶養的家屬，也沒有其他照顧責任，如果健康有區別的話，男性比女性較可能有輕微的心理疾病（*Jenkins, 1985a, 1985b*），雖然反過來女性會有較多請病假的情形。疾病和健康照護需要之性別差異愈來愈明顯，因為愈來愈多女性都進入低給薪和常規模式的工作型態中（*Stansfeld et al., 1995*），且都負責家中大部分的照顧和家務工作（*Ladwig et al., 2000*）。在低給薪、常規的工作模式中工作的男性，和處於同樣情境的女性有相似的罹病次數。

如果要將以上的討論更複雜化（也可能更有趣），當男性在工作上有更多的自主性和責任，薪水也愈高，他就更有可能結婚、生小孩；但有相同情況的女性則不然。有較高薪專業、在管理職位的女性，和那些低給薪、常規的工作模式的女性比較起來，其不結婚、膝下無子的機會比較大（*Jenkins and Clare, 1985; Emslie, Hunt and Macintyre, 1999; Khlat, Sermet and Le Pape, 2000*）。

表 9.1 顯示了 1998 年英格蘭不同 RGSG 的男性與女性的結婚率。在最具優勢的社會階級的男性，幾乎 77% 是已婚的，但只有 64% 以下的女性已婚。相對而言，在 RGSC 第五階級的男性幾乎有 30% 從未結婚，而女性則只有 12%。分居、鰥寡和離婚的比率則隨著社會優勢程度的減少而增加，但這個在男性和女性的情況是一樣的。社會階級和婚姻狀態關係的性別差異在從未結婚者身上相對是比較明顯的，已婚者或之後才離婚者較少。

表 9.2 則挑出位於相同社會階級和婚姻狀態的男性和女性各一組來做比較。他們的年齡全都介於 20-60 歲之間，已婚，並在管理階級、職員階級或銷售類型的職業領域中全職工作。分數的比較基準採用測量心理健康的一種方法：「一般心理衛生問卷」（General Health Questionnaire，以下簡稱 GHQ）。GHQ 是為了監測社區中（非醫院及診所）有輕微心理問題、且情況趨為嚴重的可能性極高的居民所設計。在這些男性和女性的子樣本當中有清楚的證據顯示，即使女性的家戶經濟或工作情況和男性的差不了多少，她們總是比較容易有輕微的心理疾病困擾，而表中也顯示了男性和女性「平均」有 0.3 分的差距。這樣子的差距看起來並沒有非常巨大，但全體 GHQ 的平均分數也才 1.25 分，在這樣的心理健康測

表 9.1　1998 年英格蘭 35-55 歲之男性與女性，各 RGSC 社會階級之婚姻狀態

RGSC		婚姻狀態			
		單身（從未結婚）	已婚	分居、寡居或離婚	總人數
I	男性	13.5	76.6	9.9	222
	女性	20.3	63.8	15.9	69
II	男性	10.1	79.1	10.8	914
	女性	11.1	70.1	18.8	830
IIINM	男性	16.9	67.1	16.0	249
	女性	7.1	74.4	18.5	1,078
IIIM	男性	12.1	73.3	14.6	838
	女性	8.7	66.4	24.9	253
IV	男性	15.0	69.1	15.9	320
	女性	7.8	69.2	23.0	627
V	男性	29.1	55.1	15.8	127
	女性	12.1	65.7	22.2	248

資料來源：1998 年英格蘭健康調查，作者自行分析。

表 9.2　20-60 歲、全職工作於 RGSC 第二層或第三層、已婚之男性與女性平均 GHQ 分數之差異

性別	GHQ 分數（12 點的量表）	
	平均值	人數
男性	1.08	1,131
女性	1.38	1,545
總和	1.25	2,676

資料來源：1998 年英格蘭健康調查，作者自行分析。

量方法之下，女性的心理健康幾乎是比男性還要糟 25%；而且即使他們的社會階級、婚姻狀況都相同，男性與女性之間的差異也還是存在。另一方面來說，在男性和女性的自評「一般健康」，就沒有統計上的顯著差異（見表 9.3）。

表 9.4 以同樣的團體來觀察不同疾病之性別差異。我們很清楚發現，有些疾病在男性中出現的機會比較大，有些則是在女性當中出現的比較大，但也有一些是沒有什麼差異的。這樣的結果可以期望在 Emslie 、Macintyre 、Hunt 等學者的研究中看到（*Macintyre, Hunt and Sweeting, 1996; Emsile, Hunt and Macintyre, 1999; Hunt and Macintyre, 2000*），他們在一系列的文章中闡述，「性別差異的複雜性，會由於測量健康方法的不同，以及不同的生命歷程而有所不同。」（*Hunt and Macintyre, 2000: 35*）

就 1998 年英國的健康調查中特定疾病和健康狀況而言，當我們比較相同年齡、相同工作和家庭情況的群體，女性和男性的差別其實不會很大。一般來說，在白領職業的全職工作者都是相對來說較健康的團體，而且我們可以從表 9.4 中看到他們的罹病率也不會太高。當女性某項疾病的罹病率高，男女性的差異也比較小，統計上也不顯著。男性很明顯地在心臟、循環系統上的疾病有較高的罹病率，這就是我們在死亡率的性

表 9.3　20-60 歲於較低管理階級或文書及銷售工作、已婚之全職工作的男女之自評健康

	一般自評健康		
	非常好或好	普通或非常差	總和＝100%
男性	87.8%	12.2%	1,172
女性	86.9%	13.1%	1,594
總和	2,414	352	2,766
勝算比			1.1

資料來源：1998 年英格蘭健康調查，作者自行分析。

表 9.4　罹病率的性別差異：20-60 歲、在較低管理階級或文書及銷售工作、已婚、全時之工作者

疾病	罹病百分比（人數）		
	男性	女性	差異的顯著性
惡性或良性腫瘤	0.3 (4)	1.3 (21)	女性有較高比率
泌尿生殖器疾病	1.3 (15)	1.6 (25)	沒有顯著差異
皮膚疾病	1.3 (15)	1.6 (25)	沒有顯著差異
肌肉與骨骼疾病	14.2 (166)	11.5 (183)	男性有較高比率
內分泌和新陳代謝疾病	3.6 (42)	3.1 (50)	沒有顯著差異
精神疾病	2.1 (25)	3.1 (49)	沒有顯著差異
神經系統疾病	2.1 (25)	3.1 (49)	沒有顯著差異
眼睛疾病	0.7 (8)	0.7 (11)	沒有顯著差異
耳朵疾病	2.0 (23)	1.0 (16)	男性（剛好）顯著有較高比率
心臟和循環系統疾病	6.5 (76)	3.8 (60)	男性有較高比率
呼吸系統疾病	8.7 (102)	7.5 (119)	沒有顯著差異
消化系統疾病	4.3 (50)	4.1 (65)	沒有顯著差異
人數	1,172	1,593	

資料來源：1998 年英格蘭健康調查，作者自行分析。

別差異中會發現的結果。表中的資料並沒有和「男性死得早，但女性多病」的說法完全吻合。相反的，在大部分的疾病當中，男性和女性並沒有什麼差異，其中包含了最普遍和最重要的病因以及死亡率。當疾病之性別差異存在，死亡風險則也同樣存在性別差異，這個發現也是很合理的。

從這些數字來看，我們說不定可以猜測，當女性和男性的家庭和工

作情形愈來愈相似（當女性擁有和男性相似的全職工作地位，工作、婚姻和孩子的情形都和男性相同時），健康方面任何可能存在的男女差異都可能會消失。有證據顯示，死亡率的性別差距漸漸縮小（*Charlton, 1997; Waldron, 2000*），至少在美國和其他英語系已開發國家就是如此；但不同形式的疾病和失能的性別差異趨勢的研究還是非常稀少。

健康之性別差異的解釋

就解釋力來說，心理社會模式很難能幫助我們瞭解健康的性別差異。女性仍如此長壽的主要原因在於女性 60 歲以下之心臟疾病風險相對較低，此心臟血管疾病的發生風險是工業化國家中 60 歲以下成人最普遍的死因。但大多數的相關研究都顯示，即使女性相較於男性，在工作上傾向有較低的工作自主權和權力，所賺的薪資也比較低，但女性罹患心臟疾病的機率仍然較低。另一方面我們也可以分析，有關工作的「努力與報酬不平衡」（Effort-Reward Imbalance, ERI）的理論。一個在職場上成功的男性，通常能夠「擁有一個家庭」，我們可以視之為工作的報酬或獎勵；但一位職場上相當成功的女性，很少有機會能夠將個人的「成功」加諸於專業的成功上（譯者註：也就是職場成功的女性反而不容易結婚）。然而，這樣潛在的挫折似乎不會造成女性有較高的心臟疾病風險。在某些研究當中，雖然男性會擁有較廣的交友圈，但女性還是被認為相較於男性能擁有較多親密的朋友。這樣的朋友關係雖可能形成一種保護能力，卻也有研究指出，女性的朋友關係對她們也會造成相當程度的負擔（*Rael et al., 1995; Stansfeld et al., 1998; Fuhrer et al., 1999*）。女性的確比男性經歷到較多的壓力和挫折，但有壓力和有挫折並不表示會直接轉化成疾病。

而健康相關的行為會是最能解釋男性與女性的健康差異嗎？其實「行為」會是三種模型當中最有力的解釋，不只是吸菸和嚴重酗酒，還有其他的風險行為，以及自殘等，都能解釋性別差異（*Waldron, 2000*）。過去

「高風險」不健康行為都很少出現在女性身上。過去女性在公眾場所抽菸是會被人皺眉以對，有些酒吧甚至禁止女性進入，女性也較少開車。然而在1970年代和1980年代，吸菸與喝酒（雖然不是「狂飲」或「醉酒」）的性別差異開始下降（*Johansson, 1989*）。在1980年代，有一連串的文章提出一項疑問：是否女性在職場中較活躍，就會傾向學習男性一樣較高風險的不健康行為（*Wingard, 1984; Passannante and Nathanson, 1985, 1987; Pugh et al., 1991*）？其中一個例子，則是在最近的過去，1939年和1945年二次大戰之間，戰爭時期工廠的大規模就業「解放」後，使得女性勞動參與增加，女性吸菸愈來愈被接受。1960年代時，顯示抽菸和疾病的相關的新研究愈來愈被知曉，中產階級的男性則是率先放棄吸菸行為；諷刺的是，當女性愈來愈有機會獲得過去由男性在職場上所把持的權力和高薪工作時，吸菸比例沒有降低的情形。所造成的結果，就是現在的某些國家當中，女性的吸菸比例和男性一樣多。

女性隨著其角色的改變而改變的行為，這樣的概念被形容是「性別角色現代化假說」（gender role modernization hypothesis）（*Waldron, 2000*）。為了要評估這個理論，我們不期待同時看到所有主要疾病的風險在男性女性都會漸漸相等。不同疾病所產生的性別不均可能會有不同的趨勢，吸菸對於肺癌的影響大概會發生在一個人已經吸菸非常長的一段時間，譬如說二、三十年之後（*Doll and Peto, 1981*），因此我們可能會持續一段時間來觀察高吸菸比例對於女性愈來愈高的肺癌死亡率的影響。然而，吸菸對於心臟疾病的時間影響是較短期的。菸中的焦油殘留物質要經過長時間的刺激才會影響腫瘤的生長，但是吸菸的另一影響是會讓紅血球攜氧至全身細胞的能力下降，這就是為何吸菸時總會有一種暈眩感。缺氧的情形會促使心臟跳動更加快速，以讓氧氣能夠更順利的流入肌肉和其他身體組織，但如果壓迫的情形發生在那些心臟功能原本就有問題的人身上，就很可能引起心臟病的發作。假如這就是吸菸在眾多方式之中增加女性罹患心臟疾病風險的一種方法，我們應該可以期望看見女性的吸菸比率增加後，罹患心臟疾病的情況也逐漸增加的現象，但實際情形卻並非如此。至少在美國（*Waldron, 2000*），即使男性和女性的吸菸比例愈來愈相近，心臟疾病的性別差異並沒有什麼樣的改變。

而物質主義因素是否能在解釋健康的性別差異問題時有所幫助？事實上在某些方面，物質主義在解釋健康不均之性別差異上，會比其他解釋方式更有力。男性的勞動參與程度較高，使他們也較易暴露在較高程度的風險之下，這些風險包含有工作量大、工作環境溫度過冷或過熱、有化學物質、灰塵和煙霧等等。然而，這現象就像其他許多和性別有關係的事件一樣，已有些改變。在過去大部分的工業化國家的生產歷史中，男性一般都是從被法律允許去工作的那一刻開始就外出工作，直到死亡或退休才停止。反之，在大多數工業社會的大部分區域中的女性，也都只能參與短暫、間歇性的給薪工作。

在 20 世紀的前半段，對於懷孕婦女有愈來愈多的保護規定，最主要是防止在大戰時沒有足夠的男丁可以為國而戰，而這樣的保護措施也讓女性免於觸及危險性較高的就業形式。雖說接觸危險性高的工作機會變少，但女性在勞動階級家戶中身為妻子、女兒和母親，或是在富有人家做幫傭等家務工作，其危險及繁重的家務勞動，其實仍未減少。在避孕的觀念愈來愈被接受和可獲得之後，女性終於可以有效控制她們自己的生育步調。在 1970 年代以前，許多的法令和常規都保障女性可以不用去做危險性過高的工作，因此同時，她們也比較有能力將此力氣花費在生育上。女性的預期壽命可能就因此比男性更容易受醫療科技的影響，因為醫療科技使分娩過程更為安全，因生育而導致的感染（「產褥熱」）也漸漸消失。

在 20 世紀中期，女性被排除做類似像礦工、造船和鋼鐵製造等工作，就意指著被排除在較高薪的工作機會之外；這些被排除在高薪工作之外的人，通常必須提早離開學校去工作以貼補家用，因此沒什麼機會可以取得專業證照。所以，女性可以免於遭受到某些形式的健康風險，但隨之而來是無法獲得較優渥的金錢和生活品質。然而由於女性大部分都是已婚的，所以其生活品質上並不完全依靠自己的賺錢能力。勞動階級的婦女被排除在許多的高薪工作之外，使她們在財務上顯得十分依賴婚姻；依賴的結果，使得女性在許多的調查中都有較高的緊張和沮喪比率。我們可以推測，因法律、傳統和無人扶養小孩的情況之下的財務依賴，一方面保護女性不受危害物質傷害，另一方面卻又帶給她們較高的心理問題風險，其實也是一種損失。

從上述的討論指出，健康的性別差異乃由生物學、被傳統和法規所影響的風險暴露，以及醫療科技變遷的複雜結合所造成的結果。目前並沒有相關研究能以系統性的方式去檢驗健康之性別差異的歷史變化趨勢。假如我們必須依照前面一直在討論的健康差異理論來釐清以上的解釋，「新物質主義」的解釋形式應是最為符合的，雖然此解釋絕對不會是最完美的。

男性和女性的健康不均也不相同嗎？

我們不能這麼容易的從討論「健康」的性別差異就跳到「健康不均」的性別差異。一則來說，對於男性與女性之間到底有無健康不均的差異並無定見。在 1988 年，Moser 和其同僚就提出「想要正確的反映女性的生活狀況和死亡率之間的關係，必須使用其他的測量指標，不能僅用職業別來測量女性的社會位置」（*Moser, Pugh and Goldblatt, 1988*）。在他們所做大型的縱貫性研究當中發現，在已婚女性中（占群體的大多數），依據職業分成不同 RGSC 社會階級，這些不同社會階級的已婚女性死亡率之差異，其實並沒有非常的大。在未婚女性當中（占群體的少數），依據她們自己的職業分成不同的社會階級，這些不同社會階級的未婚女性之死亡率的差異至少都會和男性各階級間的差異一樣大。當研究包含女性的其他社經地位之測量，例如「其家庭是否擁有一輛或以上的汽車」，以及

「住宅是自有的、向私人租賃，或是向地方住宅管理單位所租（低所得者住宅計畫）」的變項之後，已婚女性不同社會階級死亡率的差異卻增大。

上述結果說明了一個情況，不管是什麼樣的問題造成那些處於較劣勢職業中的人們有較高的死亡的風險，職業階級對於已婚女性的影響都會比男性還小。其中一個理由很明顯是已婚女性很少會被工作上的低控制、低自主和不安全感所影響。或者，雖然職業對男性或單身女性的生活品質來說是一項不錯的分類標準，但對於已婚或有固定伴侶的女性則不然。這可能會有兩種原因：當女性有工作時，由於她們的薪資比她的男性配偶還少，所以她們的薪資也許會比家庭總收入的一半還要少；而當已婚女性不用工作時，她可以使用的金錢遠比僅來自於社會安全津貼的補助還多。另外一方面，我們也已經看到，大部分工業化國家的立法規定，某些最高風險的職業都會排除女性。所以以女性的職業為基礎的社會階級分類，無法預知女性所暴露風險的程度。此外，是有關測量「地位」的問題。一位嫁給醫師的女性，並且兼做她丈夫的秘書，如此這位醫師娘秘書在「社會中的地位」，絕對和一位「只是秘書」的秘書小姐很不一樣。所以，在評量社會地位如何影響健康的議題上，女性自己的職業較男性的職業而言，並不是一項很好的社會地位測量指標。

然而，以上這些想法都算是常識，都是基於觀察，過去 30 年來，相當少有關於健康不均的性別差異之研究。這樣的概念需要再經過近期研究，以及不同國家的檢驗。不同的國家，其女性的就業比例、一生當中平均花在就業的時間以及典型所做的工作，都會有很大的差距（*Hunt and Macintyre, 2000*）。目前最佳的國際比較是 Arber 、Lahelma 、Rahkonen 和其同僚們對英國和芬蘭所做的研究（*Arber and Lahelma, 1993*）。這些作者指出，在 1996 年時，英國女性當中只做家務工作的比例幾乎是芬蘭女性的 3 倍（英國約有 22% 的女性是「家庭主婦」，芬蘭只有 7% 的女性從事無給薪職業）。在那些已經就業的女性當中，兼職工作的女性在英國大約是在芬蘭的 4 倍（45% 對 10%）（*Rahkonan et al., 2000*）。因此，我們是否發現在芬蘭根據職業而分類的社會階級對於健康不均有更佳的預估能力？的確，將芬蘭女性依據個人職業而定的社會階級，其不同社會階級之間的健康差異的確比較大，這樣的社會差異就和男性的情形差不多。當我們在社會階級的分類依據（原本只有職業）上再加上房屋租金或婚姻狀態，芬蘭婦女的健康不均差異也不會變大（*Arber and Lahelma, 1993*）。這樣的比較支持一項結論：在英國，依據女性自己的職業所分類的社會階級並不是很好的健康預測指標，因為女性的職業與生活水準和風險暴露的關聯程度並不那麼強。

因為配偶或伴侶的社會地位對於英國女性健康影響如此之大，就有另外一種呼聲出現，認為我們應該只要使用配偶的社會階級來分析女性的健康不均即可。然而，芬蘭的資料卻又顯示，她們的女性就業模式不太相同，如果我們只採用配偶的社會階級，應該會造成一些謬誤。不管是否用女性自己或是用其配偶的職業來定位女性的社會位置，健康不均的程度都沒有差異（*Martikainen, 1995b*）。事實上在男性也是一樣的情形：不管男性是否以自己或是以妻子的職業來定位，健康不均的程度是相同的。

所以，健康不均在女性當中看起來並不嚴重的一個原因是，所使用個人社會階級和聲望的測量，可能無法正確地反映女性所經歷到的風險和優勢情境。另外一個女性的死亡風險之不均會較低的原因，是屬於生物性因素：女性於工作年齡期間死亡的最主要原因和男性並不相同。對男性來說最主要的死亡原因是心臟疾病，其和社會經濟地位頗有關係；而在女性，西方國家最常見的死因是乳癌，這項疾病就比較沒有社會梯度的問題，即使有社會梯度存在，乳癌相對的在聲望較高的女性當中會比較普遍，與心臟病和肺癌的社會梯度是完全不同，也就是此兩種疾病在低社會階級的發生率較高。當研究檢驗心臟疾病死亡率在芬蘭男性和女性之間的不均時，因芬蘭女性以職業測量社會經濟位置能夠十分真確的反映女性的生命經驗，結果顯示女性之間不均的程度甚至比男性還高（*Pekkanen et al., 1995*）。

不管如何，在大部分的國家中，男性和女性的確處在不同的就業環境中，而且健康不均在兩性中也呈現不同的風貌。男性和女性之間又從哪一種來源路徑達到現在這樣不相同的健康狀況的？當我們用「性別角色現代化假說」來檢視之健康行為的差異，情形可能會有所改變。但男女性的健康行為的社會差異真的不同嗎？現今英國與美國人民吸菸行為的社會階級差異在兩性中都十分相似，但「不安全」的喝酒行為，在不同社會階級就有所不同。在高的 RGSC 社會階級的女性比較不會去抽菸，但卻比較低階級的女性更有可能飲酒。假如我們想要驗證以行為模式解釋健康不均的性別差異，我們可能需要逐一檢視每一種風險性的行為，且比較每一種行為中社會不均的程度。再來，我們可能必須要注意到，當依據她們自己或配偶的職業程度來分類女性的社會位置時，不均的程度到底是變大或是變小。其中一類會導致較明顯的性別差異的風險行為，是那些會引致意外、暴力傷害和死亡的行為（因為這些行為比較可能發生在男性）。然而，不安全的駕駛（以此為例）也漸漸地從駕駛人（通常是男性）的死亡或受傷，轉變為導致行人的死亡（通常會是女性，也可能是孩童或老年人）。很少有證據顯示，社會聲望較高的男性，開車就一定會比較安全，雖然他們一定能負擔得起又新又安全的車輛。另一個例子則是飲食，仍然沒有太多的證據顯示，飲食品質的差異在男性中會比在女性當中高。假如女性傾向去煮比較健康的食物，而聲望地位較高的男性因已婚率較高、其配偶大部分都是家中負責準備飲食者，使得飲食造成的健康不均在男性中會比女性還大。

至於健康不均的心理社會路徑呢？這心理社會路徑在男性跟女性的作用相同嗎？或是說的確，若各國之女性就業薪資高低不同時，這些差異也會不同嗎？假如各式各樣的工作壓力是致使健康不均的原因之一，然後我們會期望男性當中的不均會比較大，因為他們的一生幾乎都付諸於工作上。假如事實真的是如此的話，我們應該會在女性花費較多時間於就業上的國家看到較少的性別差異——而這似乎看起來也頗為合理，因為我們比較芬蘭和英國的研究結果就是如此。在英國或美國的女性，其職業分類分別是依據英國的 SEC 或是美國 Wright Schemas ，結果發現，有較低度權力和自主性的女性工作者，其健康反而比號稱比男性有「較佳」工作的女性還來得好（*Sacker et al., 2000b*）。這很可能是因為女性在她們一生當中花在工作的時間會比較少，也因此「暴露」於類似風險因子的機會會比較少。在芬蘭，就如我們所看到的，大部分的女性在她們的工作年齡期間做的都是有給薪工作，性別間的差異就會遠小於其他國家；在與工作控制有高度相關的心臟疾病方面，女性死亡率的不均遠大於男性（*Pekkanen et al., 1995*）。這樣的證據顯示出，心理社會風險（例如在工作中擁有低控制和低自主性）對健康不均的影響效果，在男性與女性是一樣的：只是在某些國家中，男性在一生當中所獲得的「風險劑量」較高罷了。

那麼低社經地位對心理社會的效果是如何？這又是一項更為難解的爭議。當我們認為在社群中處於較低社經地位，理所當然的會導致較差的健康狀況時，健康的性別差異卻帶來出乎意料的問題。在大部分的國家有一致的現象就是，如果性別之社會地位存在著差異的話，女性的社會地位通常都比男性還低。但我們如果觀察工業化國家中男女性的預期壽命，女性卻又都活得比男性還長壽，因此以社經地位來解釋似乎並不是解決爭議的好方法（雖然在某些開發中國家，女性的社經地位更低，而事實上男性的預期壽命反而較女性長）。我們是否可以說，女性的社會經濟地位或就業情況的優劣勢差異，會比男性的還要小？而且我們必須再思考這樣的「差異中的差異」（社經地位差異當中的性別差異），在芬蘭和在英國這些差異也都會不一樣。而我們真的以為，那些身為醫師，或是年薪達 5 萬英鎊的男性，和那些勞工和公車司機（有男性或女性）相比，其較優勢的社會地位會比女性相互比較之下的差距來得較大嗎？

這樣的議題相當難以思考，且能善加運用的研究證據卻少之又少。

假如我們打算分析男女性別之間的健康不均的差異，我們需要瞭解「不均」之不同定義中隱含的問題。也許以下三種不均都會影響健康：就業關係（階級）、社會地位和物質生活水準（*Bartley et al., 1999; Sacker et al., 2000a*）。在男性，只要一個簡單的社會位置指標，例如職業階級，就能恰當的指出他們各處在以上三種標準的位置。但女性就不能直接下定論，至少在女性沒有花費太多時間在全職、給薪工作的國家當中就不能。瞭解健康不均的性別差異過程中會出現的問題，直到現在才陸續被提出，國際比較分析的研究對於問題的解答似乎是最有助於解決問題的方法（*Arber and Lahelma, 1993; Martikainen, 1995b; Rahkonen et al., 2000*）。類似這樣的問題，其實可以促使我們更仔細去思考「不均」的真實意涵，以及它會以哪些不同的形式對人們的健康帶來不良的影響。

第10章

族群之健康不均

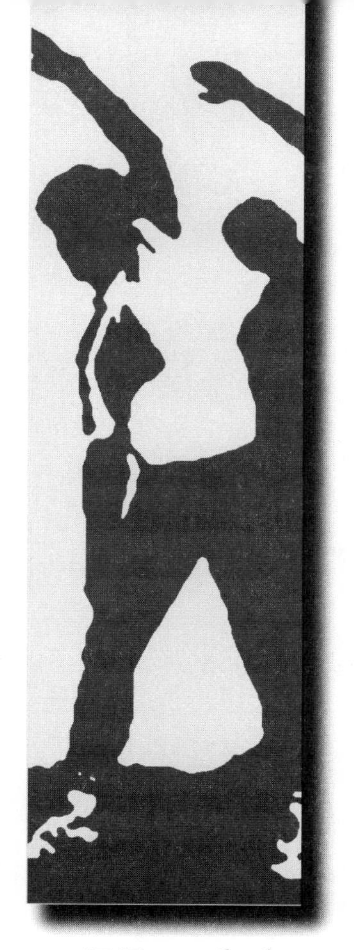

Health Inequality

什麼是「種族」（race）？什麼組成一個「族群」（ethnicity）？其定義會隨著時間而變化，也會隨著國家的不同而不同（*Jones, 2001; Aspinall, 2002*）。「種族」通常是被用於指不同人群團體在生物上和其他團體不同之處；而「族群」則比較用於在指人群團體文化方面的差異，例如語言上或宗教上的不同。然而，在 1970、1980 年代，「種族」在人類健康的相關科學研究中漸漸不能算是有實用的一種概念（*Cooper, 1984; Rathwell and Phillips, 1986*），因為許多科學研究已經證實，以不同生物特徵分類的種族，其健康差異並不具顯著性。演變下來，目前「種族」被視為一種社會及政治的組成概念，並用來合法化社會上某一群體所受到的低下對待及剝削的行為（*Cooper, 1986*）；而「族群」常被定義為和「大多數」或「主流人群」的地理淵源、語文、宗教有差異的組合。所以我們可以認為在蘇格蘭、英格蘭之波蘭人的社區，就屬於一個「族群團體」（ethnic group），他們的祖先來自波蘭，現在也仍舊說波蘭話，且幾乎所有人都是天主教徒。

許多國家的官方統計組織，在實施普查或官方調查時，都對種族和／或族群有明確的定義。這些定義變化得十分迅速，且有許多爭議，是一本書都說不完的。美國政府定義了四類「種族」：白人、黑人、美洲印地安人／阿拉斯加原住民，以及亞洲或太平洋島民。西班牙裔則不算是一種種族，而被定義為一個「族群團體」。在英國，族群定義則有許多種分類，且會隨著時間和地點改變，英格蘭、威爾斯、蘇格蘭和北愛爾蘭就都不一樣（*Aspinall, 2002*）。在 2001 年的英格蘭和威爾斯的普查當中，受訪者會被問他們自己是屬於哪一種分類，以下是可以選擇的項目：

英國人

　愛爾蘭人

　任何其他背景白人

混血
　黑白混血加勒比海人
　黑白混血非洲裔
　白種、亞洲裔混血
　任何其他混血背景的種族
亞裔或亞裔英國人
　印度人
　巴基斯坦人
　孟加拉人
　任何其他亞裔背景的種族
黑人或英裔黑人
　加勒比海人
　非洲人
　任何其他背景黑人
其他族群團體
　中國人
　其他族群團體

因此 2001 年在英國的普查提供了相當大量的可能定義。而普查是由英格蘭和威爾斯、蘇格蘭和北愛爾蘭三個不同的主管機關所舉辦。在 2001 年北愛爾蘭的普查，受訪者會被問：

「您認為自己屬於哪一種族群團體？」選項如下：
　白人
　華人
　愛爾蘭人
　印度人

巴基斯坦人
孟加拉人
加勒比海黑人
非洲黑人
其他黑人
混血族群，請說明：________________

以及，您屬於什麼宗教或宗教主體？
羅馬天主教
愛爾蘭長老派教會
愛爾蘭教會
愛爾蘭衛理公會
其他，請說明：________________

（假如答案是「沒有宗教」）
您是在何種宗教或宗教主體的背景成長？
羅馬天主教
愛爾蘭長老教會
愛爾蘭教會
愛爾蘭衛理公會
其他，請說明：________________

以上普查問題的方式顯示了北愛爾蘭宗教背景的重要性，即使受訪者回答並無任何宗教，還是會進一步詢問與其成長相關的宗教環境背景。當然，這樣的族群分類乃是起因於愛爾蘭特殊的政治情境，其他族群之分類亦是受區域的政治及經濟歷史所影響，因此任何「族群」和健康間的關係，必須從這條線索來解釋。

「族群」這個概念界定最主要的問題在於，「族群的健康差異」曾經意指一群人的健康問題，是因其他族群對這一群人的歧視和種族騷擾而來，則其中最大的起因就是不同族群「文化」之間的差異，例如飲食習慣的不同等。與健康差異歸因於生物特徵的說法一樣，這樣的想法是非常糟糕的。這是由於我們忽略少數族群和種族團體在社會結構中的位置、他們長期以來被主流族群或較有權力團體的剝削，以及社會中主流及權力團體既得利益等的藉口。因此大部分被稱為種族或族群的少數團體都非常支持官方在種族和族群的調查的分類方式：因為他們希望能監測任何歧視的情形及伴隨而來的影響。

在本章中，我們將用「少數種族或族群」（racial or ethnic minority）表示那些因為出身國籍、社會歷史或宗教，在各種情境都有較高可能性受到不禮遇對待的團體。因為在某些情境，稱「族群團體」（ethnic group）並不是那麼的合適；而另一方面，「種族」這個詞彙所包含的言外之意，也就是生物決定論（生物特徵影響健康），用於科學解釋是既不正確又不吸引人的（譯者註：他們認為一切都是因為身在何種族的緣故，而不探究是什麼原因讓這個種族身陷階級差異或健康差異）。另外，族群或種族團體也不一定是在數字上屬於少數，才會去經驗到由歧視、不公平而來的健康影響；相對而言，「多數族群」（ethnic majority）也大都基於權力而不是數量才稱之為多數族群。總而言之，這些名詞相當的不適當。不同族群團體的成員間所產生的不均，適合以社會經濟地位不均的架構分析（*Nazroo, 2001*）。再者，與族群的健康不均相關的議題，最好是從不同族群間的成員所處的社會結構來瞭解及分析，而非團體間的文化或生物之差異（*Cooper, 1986, 1993; Smaje, 1995; Nazroo, 1998*）。然而，因歷史上不同的經濟和政治相關因素，族群或種族群體間的差異，以及伴隨而來的不同生命機會之間的不平等，都會出現在任何情境。因此，這些團體的所得、社會階級或生活情況的經驗是不能從單一時間點的狀況來描述整體的面貌（*Williams, 1996; Krieger, 1999, 2000*）。

在工業國家中，巨大的歷史洪流造就了少數種族和族群的事實因素，那就是：奴隸制和殖民主義。在 18、19 世紀時奴隸制度引發從非洲到美洲數以千萬計的強迫式遷徙，此遷徙對經濟體系的發展帶來巨大的貢獻──亦即所稱之現代工業資本主義；非洲人民被剝削的結果，不但累積了大量的財富，並在之後促使英國和美國等國家工業的蓬勃發展。大英帝國的殖民主義以各種不同的方式促使世界各地人民遷徙，其中有三種移民方式與目前本章討論的族群議題相關。第一是，大約在 18 至 19 世紀初時，英國徵募大批的愛爾蘭工人到英國幫忙建隧道和鐵路（*Abbotts et al., 1997*）；接下來是一次大戰後加勒比海和南亞（印度、巴基斯坦和孟加拉）的工人到英國重建國家，以補足英國工人的不足。即使到了最近，約 1960 年代和 1970 年代左右，那些過往都屬於大英帝國殖民範圍的非洲國家，在獨立風潮下，移民開始從印度移往肯亞、烏干達等國家。1974 年，土耳其入侵賽普勒斯島也造成移民潮。然而，英國於 1962 年制訂移民法案之後，即結束了「新大英國協」（New Commonwealth）國家的人民再度移民至英國「舊大英國協」（Old Commonwealth）的國家，例如澳大利亞、加拿大和紐西蘭（*Smaje, 1995*）。

我們很難以外表的特徵來定義種族或族群，因為這些不同，和其社會及歷史背景有很大的關聯（*Williams, 1997; Dyson, 1998; Jones, 2001*）。以種族或族群，以及外顯的差異態度及行為來定義某一群體，其實都是經濟和社會力量的結果。於 1930 年代，英國倫敦西區就有反對威爾斯人的「種族暴亂」（race riots）發生。當時大群的威爾斯人來到倫敦，在當時新興工業中以低薪工作取代倫敦人，因而當時被視為最不被接受的「外來者」。1960、1970 年代，瑞士的義大利裔人民都籠罩在外界對其飲食、性行為的神秘遐想中，其「少數族群」的情境，推測原因可能是義大利籍勞工在瑞士的地位較低，而且都在做瑞士公民不能接受的低工資、非技術性又危險的工作；日本的韓國勞工也有同樣的處境。以上這些例子，都是經濟力量所造成的「少數族群」的情況。由政治力量所造成「少數族群」的例子，以現今東歐國家人民在西歐國家的地位最為明顯；東歐國家人民容易受到負面成見、騷擾及歧視。雖然有這樣的問題，但如果一個義大利人和瑞士人肩並肩一起坐在咖啡店裡喝茶，一個旁觀者事實上根本無法從外表知道哪一個人是瑞士人，哪一個人是義大利人，更別說一般英國人、美國人或是瑞士人能夠辨識出威爾斯人和英格蘭人了！在美國、英格蘭、威爾斯和蘇格蘭，健康不均的研究比較少觸及宗教的問題；但在荷蘭，研究就習慣性地自動的合併天主教和清教徒為一類，因為這些團體間的健康差異是相同的；而在性別也是會作同樣的處理。由上，我們可以看到「種族／族群」此因子在界定族群時很重要，因為可能族群表示他們在不同時間和地點會遭受的健康劣勢風險是不相同的。

族群、生物學和健康

從上述討論的觀點之下，我們不會驚訝大部分的研究者現在都認為用生物學來解釋種族或族群團體的健康差異是個錯誤。過去的許多研究都假設，「相同的種族（基因相同）有相似的生物學特徵，因此不同的種族因不同的特徵，其疾病風險也不同。」然而這樣的想法是不正確的。某些基因（例如髮色或膚色）的確可以用來分辨種族或族群團體；但這些基因與生理系統運作或對疾病的反應都不是非常重要（*Cruickshank and Beevers, 1989; Cavalli-Sforza, Menozzi and Piazza, 1994; Senior and Bhopal, 1994*）。從很多觀點來看，族群間基因的差異遠比任何類型的個體間的基因差異還小（*Cruickshank and Beevers, 1989*）。例如，知道一個人的種族或族群，對預測他們的血統沒有太大的助益（*Jones, 1981*）。

並不令人驚訝的是，決定頭髮、眼睛或皮膚顏色的基因，並不能預測族群或種族間疾病易感受性（vulnerability），因為畢竟，並不是以頭髮、眼睛或皮膚的顏色將這群人歸類為「少數族群」。也就是說，「基因」

可以決定誰有赤褐色的頭髮、綠眼睛和多雀斑的皮膚，但卻不能因此將這群有相似外表的人歸納成為一支特定的少數種族或族群。例如在西班牙巴斯克（Basque）地區，上述外表的人群可能的確會被視為少數族群，但在義大利就不會是了。然而，根據 David Williams 的說法，種族或族群可以如同性別或年齡一樣，在許多方面成為標籤一個人是否位於「支配地位」（master status）的重要指標（*Williams, 1997*）。種族或族群是人們在第一眼見到面時，會藉以記住彼此的第一個印象；隨之而來，就有一連串的假設，欲用許多方法來解釋那一個人的樣子（*Jones, 2001*）。因而，當於某一種族或族群發現某些疾病時，醫生們總是會先想到是種族或族群之間不同的生物或文化因素所致。Nazroo（*1997*）曾描述此為「傳統流行病學取向」（traditional epidemiological approach），其聚焦於特定疾病上，並以族群間的生物和文化之變異情形，作為提供瞭解病源的線索，但這樣等於是變相地「譴責」這些少數族群，認為他們是比較容易得到某些特定疾病。不同於傳統的方式，Nazroo 則用「種族關係取向」（race relations approach）提出一些問題，那就是研究族群和健康的關係的動機方法及其結果之意涵都產生某些潛在具歧視的結論。此論點主要是將焦點放在這些少數族群可能會面對的健康劣勢情境，和健康服務可能無法滿足他們需要的情形（*Nazroo, 1997: 2-3*）。

藉由聚焦這些不同種族的人一生中所會經歷的物質、心理社會風險，對理解預防和治療疾病的因果關係是有所助益的（*Onwuachi Saunders and Hawkins, 1993; Lillieblanton and Laveist, 1996; Lillieblanton et al., 1996*）。Dressler（*1993*）在其研究中，就試著檢驗三種傳統上研究影響美國非裔美國人健康不均的模型：「種族基因模型」（racial-genetic model）、「健康行為或生活型態模型」（health behaviour or lifestyle model）和「社經地位模型」（socio-economic status model）。此三種模型中沒有一個可以解釋健康差異，因此，他發展出第四種模型——「社會結構模型」（social structural model）。如同 Williams 一樣，Dressler 也總結膚色也是一種

「支配地位」象徵，因為在對膚色敏感的國家中（例如歐、美國家），它是社會階級指標之一。特別是在白種美國人和非裔美國人之間的健康差異，主要還是由於種族的支配地位影響了是否能獲得較好的教育、工作和職業的因素。

然而，對於這項研究的意義還是有許多爭辯，許多研究將兩種不同的種族或族群放在一起作討論並調整各種可能導致某一族群罹病率較高的因素及其可能的解釋，假如使用各種調整後，某一群體的健康仍然有明顯較差之處，這將如何解釋？在過去，大多數的研究會總結，認為這些差異是由「種族」基因差異所引起，但就我們現在所瞭解，這樣的解釋已經無法讓人信服了。

族群或種族的健康差異到底有多大？

種族或族群間健康差異的事實和型態到底揭露出什麼？表 10.1 顯示美國官方統計不同種族和族群團體常見的死因。此資料是第 3 章敘述過的直接標準化後之數字，也就是調整種族／族群團體間年齡組成的差異，每十萬人中死亡人數的比例。在 2000 年，美國黑人（非裔美國人）的所有疾病死因死亡率幾乎高出美國白人的 30%。而白人所有的主要死因死亡率，也都比黑人還低，包括心臟疾病、肺癌，甚至乳癌也是（此病常被認為和富裕有關）。更令人震驚的是，美國黑人被人謀殺身亡的死亡風險，是白人的 5 倍以上。以上這些差異的結果都導致預期壽命的不同，黑人只有 71.7 年的壽命，而白人則有 77.4 年，兩者差距有 5.7 年之多，但比起 1990 年，兩者之間的差距是 7 年而言，差距算是減少了（*USA, 2002*）。相對而言，西班牙裔居民在心臟病、癌症等方面的死亡風險就沒有那麼大，雖然他們被殺的死亡風險還是兩倍於白人；因為被謀殺不是常見的死因，因此西班牙裔美國人的總死亡風險還是低於美國白人。

美國政府在種族或族群的健康差異（或被稱作「健康不對等」〔health

表 10.1　2000 年美國種族／族群死因別死亡率之差異 *

死因	黑人	西班牙裔	美洲印地安／阿拉斯加原住民	亞洲或太平洋島民	白人
所有死因	1.129.9	596.4	696.8	507.4	852.1
心臟疾病	326.5	175.8	165.2	144.9	253.6
所有癌症	249.6	123.7	127.3	125.0	198.4
肺癌	64.1	22.7	32.7	28.9	56.6
乳癌	34.9	16.8	14.7	12.7	26.6
糖尿病	49.7	32.4	41.4	16.6	22.8
凶殺	21.0	8.8	8.1	3.1	3.7

* 每十萬標準化人口死亡數。

資料來源：美國疾病管制局統計資料。取得日期：2002/12/1。網址：http://www.cdc.gov/nchs/hus.htm。

disparity〕）上，比起其他國家有較多整體性的統計比較；但相對起來，社會階級的健康差異資料就沒有那麼豐富。英國則與美國相反，自 1921 年英格蘭和威爾斯地區早已有階級間健康差異之官方報告，它已成為獨特的系列資料，同時開啟了現今健康不均研究的先河。但因為在英國原本就比美國較少對少數族群做分類，族群的健康差異資料因此少見，例如 1991 年之前，英國的普查也只問出生國家而已。表 10.2 告訴我們 20 至 69 歲人口群，以出生地作為分類之標準化死亡比（SMRs），Harding 和 Maxwell（*1997*）也檢驗了相似期間（1991-1993）不同出身國的男性與女性，在社會階級方面的死亡率差異（表 10.3）。

假如比較表 10.2 和表 10.3 的資料，我們可以看到如同美國的資料，英國的種族或族群的健康差異的意涵相當的複雜。表 10.2 和表 10.3 都使用「間接標準化」，也就是標準化死亡比計算相對死亡風險。第 3 章曾解釋過表 10.1、表 10.2 和表 10.3 所使用的方法的差異。簡而言之，表 10.1 所使用的「直接標準化死亡率」可以被當作一個百分比，而標準化死亡比則是一群人的死亡率除以總人口平均死亡率的比。在表 10.2 和表 10.3 中，所有男性、女性的死亡率都被設定為 100，原籍為不同國家人群的死亡率再除以所有國民的死亡率，會得到與「100」相對的一個數字，因此就可以看到不同的族群團體與所有人口平均值的相對數字。我們發現，原籍為蘇格蘭、愛爾蘭和西非等地的人，相對於其他地區的人民有較高的相對死亡風險；而為南亞國家的人則是心臟疾病的相對死亡率比較高。因為標準化計算方式的不同，我們無法直接去比較英美兩國死亡率的差異，然而我們還是可以瞭解到原籍為加勒比海的英國人，他們各種疾病的相對死亡率，和所有人口的平均死亡率比較起來都比較低，包括心臟病也是。而那些原籍為亞洲的人其心臟病相對死亡風險較高，但肺癌的相對死亡風險卻比較低。

當我們合併原籍和社會階級資料，可以發現原籍為蘇格蘭、愛爾蘭和印度，在非第一階、第二階社會階級（也就是第三至第五階級）才有

表 10.2　1989-1992 年英格蘭和威爾斯原籍別之死亡率

原籍	死亡原因						
	全部		冠狀動脈心臟疾病		肺癌		乳癌
	男性	女性	男性	女性	男性	女性	女性
全部	100	100	100	100	100	100	100
蘇格蘭	132	136	120	130	149	169	114
愛爾蘭	139	120	124	120	151	147	92
東非	110	103	131	105	42	17	84
西非	113	126	56	62	62	51	125
加勒比海	77	91	46	71	49	31	75
南亞	106	100	146	151	45	33	59

資料來源：Wild and McKeigue（*1997: 705*）。

表 10.3　1991-1993 年男性，原籍和 RGSC 社會階級別之死亡率

原籍	RGSC			
	I/II	III NM	IIIM	IV/V
所有死因				
蘇格蘭	82	121	169	186
愛爾蘭	95	127	166	173
東非	104	138	150	120
西／南非	136	103	177	112
加勒比海	83	84	105	99
印度半島	96	112	120	158
死因：冠狀動脈心臟疾病				
蘇格蘭	84	114	157	163
愛爾蘭	92	124	155	148
東非	152	195	255	147
西／南非	102	22	73	86
加勒比海	51	84	69	69
印度半島	132	179	183	223
死因：肺癌				
蘇格蘭	82	114	221	225
愛爾蘭	88	156	216	214
東非	-	-	-	-
西／南非	-	-	-	-
加勒比海	37	68	66	72
印度半島	30	51	55	90
死因：意外傷害				
蘇格蘭	69	83	233	315
愛爾蘭	79	121	185	280
東非	63	63	109	123
西／南非	-	-	-	-
加勒比海	91	48	136	123
印度半島	62	75	99	91

資料來源：Harding and Maxwell（1997：表 9.4、表 9.8、表 9.10、表 9.12）。

比較高的相對死亡率。這樣的研究結果只出現在男性，因為女性的死亡證明上並沒有社會階級的資料。當仔細觀察族群或階級之疾病死亡率健康不均等，發現原籍為蘇格蘭和愛爾蘭者其肺癌相對死亡率較高（但也是只有在第三、第四及第五社會階級的群體中才會有此結果）；而較高的心臟病的相對死亡風險則發生在原籍為東非的男性身上（大部分都是印度半島移民的後裔）；原籍為印度半島的人，不管他在哪一個社會階級，其心臟病的相對死亡風險都較高。

在這裡我們必須記得這些研究中，其族群團體只用「原籍」（country of origins）為指標，它並不是很恰當的（我們在第 3 章中看到，在大多數的國家中，人們死亡時是不會登記他們到底屬於哪一族群的；但在 1990 年代的英國，人們死亡後會在資料中登記其原籍）。首先是因為許多在英國出生的人，願意承認自己是屬於少數族群。再者，原籍的範圍太過於廣泛，例如「南亞」，其實包含了全部的印度、巴基斯坦和孟加拉共和國。這些國家主要有三個宗教團體：包括印度教、錫克教和回教。再切割這些宗教團體後，產生更多地理小區域或社會族群，例如種性群體（*Senior and Bhopal, 1994*），因此研讀這些統計資料時應小心謹慎（*Bhopal, 2000*）。第一波的移民遷徙當中，移民者通常都是比較健康的，他們可以承受離家千里的各種危害，只為自己開拓更好的生活。有些移民者仍和自己原本的國家有緊密的聯繫，而且當他們生病或年老時通常會回祖國安養天年。舉例說明，祖先是在 200 年前強制遷移到美洲的非裔美國人，以及後來西班牙裔美國人其父母自願從拉丁美洲來到美國，這兩種遷徙情況是有很大的差異。前者不能再回到非洲去，但後者在父母親的祖國仍有很深、很廣的家庭連結，而且還使用原本家的語言（西班牙文）。相同地，有一群居住於英國的移民是於 1980 年代從南亞遷徙而來；相對地，大規模來自於加勒比海的移民則是在 1950 年代左右落腳，他們的後代大部分都是在英國出生。因此表 10.2 之加勒比海後裔並不能代表近期從加勒比海移民的人群，更無法代表所有加勒比海裔英國人的健康情形。

因此，死亡率的官方統計通常不能完整代表種族或族群間的健康差異。官方政府死亡統計要做得好的話，首先在死亡紀錄資料的系統必須相當準確，例如已故者是屬於哪個族群團體，以及國家中不同族群團體的總人數為多少等。只有這樣的方法才能得到正確的死亡率（死亡人數除以總人口數，且乘以 100 當作百分比，或是其他能得到每千人、每萬人等比率的數字）。在這樣的過程中出錯的可能性非常大，有些甚至還是一般成見所致使的，假如某些族群團體成員和其他族群比起來，在國家普查當中很容易被分錯類，但在死亡時其出生地卻是正確記載，那他們的死亡率就會有高估的可能；因為計算這個比例，族群內「正確」的死亡數字會除以一個低於這個團體正確人口數的數字。假如又因為某些原因，一個人已經身故後，官方未正確地分類並記載他們種族或族群，則死亡率一定會過低。而同樣的情形會發生在，當某一族群中的一大群人，因為老了、病了，而回到原本的國家時；所以除了官方資料之外，我們應該要特別注意一些將重點擺在探討不同種族之間健康差異的研究調查上，或許會有破除誤解的可能。

Harding 和 Rosato 的研究則特別在觀察出生於蘇格蘭、北愛爾蘭和愛爾共和國、加勒比海國協、印度半島和居住於英格蘭及威爾斯地區人民之間的癌症發生率（每一年有多少人被發現並診斷為癌症）的不同。他們發現所有癌症，包括乳癌，在西印度人和南亞人的發生率都比較低。再更仔細觀察南亞人之宗教團體之間的差異，他們發現印度教、錫克教和回教也是較低的。相反的，愛爾蘭和蘇格蘭女性大多死於肺癌、口腔癌和肝癌，男性則以白血病、口腔癌和胃癌為主（*Harding and Rosato, 1999*）。Krieger 和其同僚的研究也檢證了舊金山灣地區不同族群團體間，幾種常見癌症之發生率的差異。研究結果發現，發生率是受社會經濟位置及族群差異的影響（兩者的影響相同或前者大於後者）。例如，肺癌的發生率在社經地位較低的人當中比較高；除了西班牙裔的人民外，他們是較富有、但有較高的發生率。因此研究者特別呼籲美國癌症的例行官方統計，應像英國一樣同時蒐集社會階級資料（*Krieger et al., 1999*）。

族群和社會經濟狀況

Nazroo 用一項大型研究指出，在英國各種族群之間存在著不同類型的健康問題，並且尖銳的評論英國官方統計常以未經考慮的方式將各種族群隨便攪和在一起，以及忽略社會經濟位置的重要性。例如，在印度家庭出身的類別當中，他又再繼續分出印度教、錫克教、回教和基督教等四個教派，結果顯示這些宗教群體之間存在健康差異，而且這些群體和白人之間具有明顯的健康差異。這些少數族群中的印度教和基督教徒，其一般健康和白人會僅有少許的不同，但回教徒比起來就相對差多了（*Nazroo, 1998*）。更進一步來說，在廣泛的以族群作為分類的群體中，其社會經濟狀況之間的健康差異仍然很大。當 Nazroo 觀察個人疾病時，社會經濟狀況的重要性也是同樣驚人。在這個研究當中（其他研究也是），原籍為加勒比海的居民、從印度及非洲來的移民，以及巴基斯坦和孟加拉的人民，罹患糖尿病的風險比白人偏高。然而，在這些族群團體中，此疾病是盛行於沒有工作以及體力勞動職業的家戶（*Nazroo, 1997: 103-106*）。當用每一群體的平均生活水準來調整少數族群較高的罹病風險時，過高的風險就會下降，在許多時候甚至還會整個消失掉（*Nazroo, 1997: 103-107*）。

在對族群做更精確的定義時，此報告所專注的焦點，可以讓我們看到巴基斯坦人和孟加拉人，與白人相較起來健康情形較差，他們的問題會比其他族群還要來得嚴重，例如印度人或是中國人。因此另一個重要的創新議題是應謹慎的定義社會經濟位置和情境。Nazroo 不單是使用社會階級而已，他還設計了一項包含家戶過度擁擠、家戶舒適的品質和消費性耐久財的擁有權等的社會狀況指數。小心的界定應包含什麼群體，以及這些人經驗過什麼樣的劣勢情境，都可以解釋許多原本用「族群」

來解釋的健康差異（*Nazroo, 2001*）。

族群的社會生態和健康

居住地區也是另外一項重要的變項，被界定為屬於哪一種少數族群或種族的人們，不只發覺他們自己是處在較為劣勢、低薪的職業，也居住在環境較為劣勢的區域當中（*Acevedo-Garcia et al., 2003; Northridge et al., 2003*）。在某些研究中，如果將所得、社會階級和居住地區列為必考慮的變項，則「族群的效果」就不明顯了。換句話說，被研究的「少數」族群團體和「多數」族群團體比較起來，只要居住地和居住環境是相似的，兩者間的健康幾乎沒有什麼差異（*Sundquist et al., 1996; Deaton and Lubotsky, 2003; Chandola, 2001*）。

促使非洲人民遷徙到美國，以及愛爾蘭人、印度人、巴基斯坦人和孟加拉人遷徙到英格蘭和威爾斯的經濟體系至今尚未消失；特別是，一些需要大量勞動力以推動大規模的農業和工業之相關計畫，以及在經濟蕭條及就業型態改變之後，這些工人將面臨的問題仍然存在。這些移民工之工作及所聚集的城鎮或城市通常還是污染最為嚴重、愈來愈沒落，也是低度開發的地區。當他們工作已經結束（例如鐵路已經鋪成），或是產業已經要被淘汰（例如紡織品或是陶器工業的過時等），在這些沒落產業工作的勞動者通常會被遺忘；工作艱辛及危險的勞工最後變成失業者，社會也通常沒有好的教育環境給予這些舊工業勞動者的後代，給一個可以靠努力讀書翻身的機會。

比較第一代非洲裔美國人和他們在美國出生的後裔的死亡率是不太可能的，因為他們的遷徙是在有普查或健康調查之前就發生了。但我們可以將今日非裔美國人的健康劣勢的情形，和 19 世紀末移民至英格蘭和威爾斯的愛爾蘭人後裔，其惡化的健康經驗做比較，第一代從愛爾蘭共和國而來的移民，在 1971 年和 1985 年之間，大約有高出 35% 的死亡風險；但第二代的愛爾蘭人民卻有 54% 較高的死亡率（*Harding and Balarajan, 1996*）。愛爾蘭移民者之後裔這種持續性變差的健康劣勢還是無法被理解；同樣的，非裔美國人所遭遇的健康劣勢也是難以被理解。瞭解這些問題需要考慮政治和經濟因素。被歧視的團體通常無法打入當地的權力結構，這些權力結構通常是決定什麼區域會有較新的學校、較好的交通工具和先進的健康服務。種族主義的社會地理學和其對健康的意涵僅是開始被瞭解的階段。例如，Chandola 的研究報告指出社會階級、物質生活水準，以及以區域為基礎的地區剝奪測量指標，三者可以解釋全部英國的南亞人和白種人之間的健康差異（*Chandola, 2001*）。目前許多新型態的研究方法都開始結合當代的及過去相關的社會和經濟狀況的測量，這些方法最後可能會超越對於族群或種族健康差異的研究範圍，並促進我們對不同社會階級及地位間健康差異的瞭解。

種族和族群健康差異的解釋

總而言之，英國和美國的研究結果都支持，社會經濟位置和情境是種族健康差異的重要原因之一，然而，種族或族群團體之間的健康差異其實並沒有比社經位置及情境間的健康差異來得清楚一致。很多的少數族群，儘管這些族群是受到各式各樣的歧視，其吸菸、喝酒，及飲食的情況是比某些多數族群更有利於健康的。然而，研究試圖要解釋族群健康不均時，除了社會階級、教育、所得之外，也還需要考慮居住區域；因為某些高密度聚集特定族群的地區，常常其生活環境和所獲得的服務都較差，這些更降低了個人社經地位的情況。因此，我們必須回頭去關心，讓移民者從原本的區域移動到另一個區域的歷史力量到底是什麼？一個比較有趣的新方式，是「生命歷程的政治經濟學」的觀點，它不只關心個別國家，更關心長期全球力量的變動，但以這樣的新研究去瞭解族群之健康差異仍在發展當中，卻對我們往後在健康不均的分析有非常重要的意涵。

第11章

健康不均與社會政策

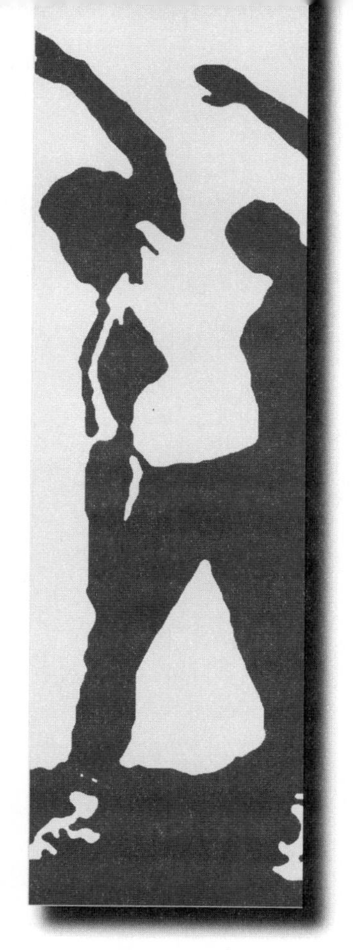

Health Inequality

在這本書中我們仔細地回顧許多不同解釋健康不均的模型，最重要的一個原因就是有利政策因地制宜。為了開始思考消弭健康不均之相關政策，我們必須要有適當且合理的解釋模型。在 1950 及 1960 年代，學者們對於 1947 年英國國民健康服務（NHS）的報告中，未發現健康不均有減少的情形，感到沮喪；而且到 1980 年代，健康不均已受到證實實際上是有增加的現象。然而，認為提供免費的醫療服務後，就會消弭健康不均的想法，其實是由於使用錯誤的解釋模型。這是合理的，在二次大戰前，許多評論者都假設，較富裕及貧窮地區之間或社會群體間的健康不均是由於缺乏醫療服務（特別是需要自費的部分，因為在當時窮人沒有錢看病）；另外他們也認為每個人生重病的機會是一樣的，但是那些擁有較多錢或較高社會地位的人，有較長的預期壽命的原因是他們能負擔得起醫療費用。

雖然當時建立全國性的免費健康照護服務的主要原因，並不是由於健康不均的緣故，但讓 1950 年代的學者們感到震驚的是，「國民健康服務」成立後，健康不均不減反增（*Morris and Heady, 1955*）。我們在第 1 章也讀到這樣的趨勢，到現在健康不均還是持續增加。正因如此，愈來愈多的人認為，建立健康照護服務制度太慢了，以至於來不及避免人們因為貧窮、工作危險、沒有權力或低社會地位而引起的健康危害。二十世紀晚期大部分的死亡率及顯現大部分健康不均的疾病，並不是可以藉著藥物或手術改善的傳染病；而是慢性疾病，例如心臟疾病或癌症等。這些疾病的致病因是長期性的、複雜的，而且常常是隱藏著難以被發現。童年時住在潮濕的房子裡，或者在懷孕時期沒有獲得足夠的營養，都會影響個人未來的健康。其他例如長期抽菸或不良飲食等行為，也是目前引起現代人們主要健康疾病的危險因子；健康服務難以改善這些風險因素。更糟的是，若將經費及注意力都集中在健康服務上，將可能使我們忘記造成健康不均的原因以及如何減少健康不均。

目前在英國、北歐國家與荷蘭（這些是研究健康不均最多的國家），甚至漸漸的在美國（*Adler et al., 1993*），已廣泛的認為需要一些解釋健康不均的「上游模型」（upstream model）。所謂的上游模型是關注在疾病發生的起因以及預防疾病發生，但問題是如何知悉哪一種上游模型是最符合真實的環境，因此才能證明某一病因路徑的重要性，進而建立最有效的政策。這本書已介紹過許多不同的病因解釋模型（雖然彼此並非互斥的），為的就是儘可能澄清各種形式之健康不均，並幫助讀者自己決定，在那些特定情況之下，何種解釋是最精確的。

我們需要對每一種政策選項進行臨床試驗嗎？

在醫學上，正確「治療疾病」的方法常常不是知道原因後才找到的。各種藥品或處置常常是基於推測或執業的經驗所作的試驗而發掘。所以，隨機雙盲試驗（randomized double-blind controlled clinical trial）在藥物研發上就很重要。通常我們無法完全地瞭解為何 X 藥物能改善某人的 Y 疾病，所以為了證明，X 藥物就隨機給予挑選的一個群體，而不含藥物的「糖藥丸」或安慰劑則是給另一個特質相似的群體。這過程稱之為隨機，因為誰吃有或沒有藥性的藥丸是經由完全隨機過程而決定（藉由投擲錢幣），所以吃及未吃藥品的兩群體間的任何差異是隨機產生的，不會發生例如自我選擇的偏差；亦即使用 X 藥物的這群人，也是可能比較容易病癒的一群人。這個試驗也被稱為控制性實驗，因為食用安慰劑者稱為控制組，此控制性實驗的目的就是比較兩組疾病發展的差異。當只有病患並不知道自己食用的是藥物或安慰劑時，此實驗稱為單盲（single blind）實驗；雙盲（double blind）實驗則是指病患及醫師都不知道哪一組病患使用藥物或安慰劑。

在實驗進行一段時間後，我們經由統計檢定，檢驗那些真正使用及未使用藥物治療效果這兩群人的健康狀況是否相同，如果使用具有療效藥物的組別的健康產生顯著的改變，則此藥物被認為是具有療效。不管是單盲或雙盲試驗，均需要控制組的理由是因為有時心理效應會大過於生理反應；當自認為能從疾病中康復時，即使只服用無藥效的安慰劑，他們的健康狀況也能有很大的改善；另外，即使是醫師在提供治療時，行為上有些微的不同都會影響病患的感覺，所以這就是為什麼醫師與病患都要是雙盲的才行。我們認為什麼事必會發生的力量會影響到我們自身的感覺，藉此影響到一些生物機制，這就是所謂安慰劑效果（placebo effect）。（順便一提，這也是心理－社會模型的解釋之一。）但這也正是應用隨機雙盲試驗，以檢驗可能「解決」健康不均的方法的困難之一。

基因與分子生物新知識的最大保證是，我們完全充分的理解藥物的化學成分對人體細胞的作用，以及它是如何治療疾病；當對作用機制愈瞭解，則愈不需要臨床試驗。瞭解「分子作用」如同本書提及欲解釋健康不均的意圖相同。當然，健康不均是比較複雜的現象，它包括很多種不同的疾病，這些疾病影響不同的身體系統，例如心臟疾病、中風、肺癌與支氣管炎與肺炎等呼吸系統疾病；另外還有很多因為意外事故而導致的失能與死亡的不均，這些並不是由生物性的致病因子造成。不論導致健康不均的原因是如何，它是可能由於細胞的、道路的、居住地的及工廠的因素所造成。例如，自殺、暴力致死以及意外傷害也有很明顯的社會梯度效果，這指出社會不均深深的影響社會關係以及人們對自己的觀感。所以如果利用臨床試驗以發掘某一藥物對於某一種健康狀態的效果是必要的，以「試驗介入計畫」（trial interventions）去發掘哪一個政策能有效的減少健康不均則是更需要的。

試驗的本質是避免我們混淆治療或介入的結果。舉一個英國最近爭議的話題說明，是否施打三合一疫苗（痲疹、腮腺炎與德國痲疹）的小孩會得到自閉症。如果能執行隨機臨床試驗，很可能發現沒有施打疫苗的小孩得到自閉症的狀況是比有施打疫苗的小孩少，若小孩選擇是否施打疫苗是隨機選擇，則不會有干擾因子影響結果，這些干擾因子例如是父母的教育程度或社會階級。不過即使是隨機抽樣的結果發現，許多施打疫苗的小孩是得到自閉症，此結果對三合一疫苗施打的推行是一項不利的證據。而且，告訴父母他們的小孩接受試驗，不一定是實驗組或控制組這件事情是相當不可行的。大部分的父母會贊成讓小孩施打疫苗；但如果父母認定疫苗與自閉症有相關，則他們會拒絕小孩施打此疫苗。

由於缺少這樣的證據，使得我們在研究健康不均政策上產生問題。許多的例子顯示，政策可以提升整體健康狀態，但卻意外地增加健康不均。舉例說明，在美國，以及漸漸地在英國與歐洲國家，有愈來愈多的工作地點禁菸，所以目前在美國或英國允許抽菸的辦公室已經很少了，但是諷刺的是，這樣的政策反而讓抽菸的人集中在沒有工作的人身上，包括有幼童的母親（*Marsh and McKay, 1994*）。當在白領階級工作者的辦公室禁止抽菸的情形比工廠或工地更多時，此政策極可能增加社會階級中抽菸比率的差異（*Jarvis, 1997*）。在美國與英國之抽菸和健康之社會不均，比起西班牙或希臘這些反菸政策還沒有很廣泛的國家中來得大（*Kunst et al., 2000*）。所以這是一個很好的例子讓我們去主張，如果我們要制定有效減少健康差異或促進大眾健康的政策時，必須依所希望到達的目標進行特別的設計才是。

一般來說，以實證為基礎（evidenced based）的政策，很難能夠找到符合民意、認為可行的標準，即使真的從隨機試驗得到一些證明，但結果常常是不一致的。在臨床醫學上，考科藍協作（Cochrane Collaboration）蒐集了大量的研究資料（例如，針對新生兒的併發症之各種治療方法的研究），然後利用系統性方法證明哪一種治療方法（或藥物）是最好的。「後設分析」（meta-analysis）是一種系統性分析方法，例如將不同藥物的不同結果摘要並整理，再總結何種藥物是最適當的。實務上，後設分析是指，在我們決定研究結果提供健康照護什麼資訊前，將各種臨床實驗的不一致結果做通盤的統計檢驗。在社會政策上，這種以「實證為基礎」的研究取向，稱之為「機制」（What works?）取向。但是，如同上述，由於無法知道政策的效果，我們很難決定是否政策應提供民眾更多的錢或較好的服務；所以在社會政策介入的研究中，很難去進行單盲或雙盲的隨機試驗。

我們甚至也不可能進行無單盲或無雙盲的試驗，也就是此試驗中僅給予一個群體服務而另一團體沒有。這是因為在很多時候，「服務」明顯地是有利益的（即使短時間內對健康沒有什麼實質上的助益），而且不提供給服務給某些群體在道德層面來說是不能被接受的。舉一個很好的例子，在英國，Jarman 電腦公司估計家庭醫師照護病人的社會安全給付有多少。即使一個對福利權利不專精的健康工作者，也可以與病人一起瞭解相關的計畫，結果就可以找到一些他們過去沒有申請的給付，這可能使得病人的所得明顯增加。我們如何能分析這種服務對健康的效果是如何？即使此計畫對健康沒有效果；因此若控制組未接受此服務，並不會有任何道德正義的問題，但這意指這些有權利申請某些福利給付的人，很可能會沒有得到這些給付。

由以上的理由來看，發現要整合很多證據來決定什麼政策對消弭健康不均是有效的，事實上很難。有少數針對社會環境變遷議題之介入性研究，這些介入研究的作法與臨床試驗相似；亦即，給予一個特定的團體或地區一個政策介入，而另一組沒有，最後比較兩組的結果。大部分這樣的研究都關注在引起意外傷害或死亡的特定原因。舉例來說，英國某些地方主管機關贊助經費給酒吧或舞廳，在星期五和六的晚上提供塑膠製的杯子，以避免因衝突發生的時候，玻璃杯會引起意外傷害。像這類似的風險改變的結果相對是容易監控的，也就是政策改變後，意外傷害情形會很快的減少。而另外一個主要的研究試驗是學校裡的「同儕影響」，在研究中，研究者僱用並訓練一些學生，以同儕影響力去鼓勵其他同學不要吸菸；然後一年或一段時間後，比較有同儕影響及無同儕影響學校的學生抽菸程度。雖然我們並不清楚同儕團體的介入是否真的能減少其他同學吸菸的情形，但這是沒有道德疑慮的實驗（假如會有道德疑慮，僅當我們強烈懷疑，這樣的介入能真正減少多少吸菸程度時）。

然而，一般來說，採用醫學之實證為基礎的研究方法，分析降低健康不均的建議之實證結果是不容易的。1998 年 Acheson 為英國政府撰寫一份報告書「健康不均調查」(Independent Inquiry on Inequality in Health) 的附錄中，描述如何整合實證證據以作為評估依據的方法。這類評估專家群包括考科藍協作組織 (Cochrane Collaboration) 的主任以及《*British Medical Journal*》與《*Lancet*》期刊編輯群。在這個報告裡，他們指出：「目前仍舊缺少證據支持，所建議的健康不均政策是有效的；並且建議，調查應該明確指出，那些用來支持某領域之政策發展的證據及論述的品質是如何。」(*Acheson, 1998; 156-7*)

國際比較的研究

為了找到類似醫學之實驗證據，以證明社會與經濟政策的影響，最好途徑就是做國家比較。國家之間不同的社會政策、經濟政策與文化因素，像是飲食習慣，可以提供不同種類的國家經驗，它是一種「自然實驗」(natural experiment)。這也就是位於鹿特丹的 Erasmus 大學之國際比較研究團隊所做的研究很重要的理由，而且本書也引述其中許多的研究 (*Kunst and Mackenbach, 1994; Kunst, 1997; Programme Committee on Socio-Economic Inequalities in Health, 2001*)。他們的第一個研究中就提出許多令人驚訝的結果，在富裕的福利國家、高稅收、相對所得分配較平均的瑞典，似乎比起其他國家有較高的健康不均情形存在 (*Mackenbach et al.,1997*)；在地中海地區之南歐國家例如西班牙、法國和義大利，比起北歐國家 (例如瑞典、挪威、丹麥以及芬蘭) 就有較少的健康不均 (*Cavelaars et al., 1998*)。我們可以用行為模式而非經濟模式來解釋這類的健康不均的部分結果。在這個解釋模型中的保護因子就是地中海飲食，它可以保護地中海國家人民免於受到社會和經濟不均的傷害 (*Kunst et al. 2000*)。在吸菸者並未集中於低的社經地位群體的國家中，其社會階級 (以職業定義) 間的健康不均情形亦較低。這樣結果讓我們很驚訝，因為一般認為，不同社會階級間所得差異較大的國家，或最高及最低所得差異相當大的國家，其健康不均亦較大；但是在瑞典，由於其稅制及其他社會政策使得所得的差異是相當有限的。

他們的第二個研究是以所得來當成社經位置的測量，對象是所有人，包含那些長時間沒有工作、從沒工作或依靠福利津貼過日子的人。這個研究比較 1980 年代與 1990 年代中期的健康不均程度，當經濟不均在大部分歐洲國家逐漸上升的同時（雖然各國經濟成長程度不相同），可以看出健康不均在這兩個期間是怎麼變化的（*Kunst et al., forthcoming*），這是很直接的去檢驗，經濟不均的程度是否可能為健康不均的重要影響因素。當我們能看到所認為的原因（cause）改變，而結果（effect）也依預期改變時，則其結果關係較能令人心服口服。因此當最高所得者其總收入的增加比最低所得者總收入的增加還多，則我們應預期此兩群體的健康差異也應該愈大。在這個方面，北歐國家的研究證明是與其他不均較低的國家不相同。事實上，這種現象是受到美國與英國 1980 年代的經濟危機影響。1980 年代經濟危機造成高失業率、傳統重工業的瓦解以及喪失許多「中階薪資」（middle-income）的工作機會等。但是，即使在最低薪資階級的人們，自覺健康很差或較差的人口比例仍沒有增加，因此健康不均並沒有改變。此研究團隊以北歐國家的社會政策面向解釋這個現象，也就是北歐的一些社會政策保護他們的人民免於受到因所得不均增加而產生的傷害。這是概念複雜的結論，並非沒有一個國家遭遇到所得不均的擴大或健康不均的擴大；而是，在 1980 年代後期到 1990 年代早期，沒有任何一個歐洲國家能夠免於世界性的所得不均的擴大，因此很可能的，北歐國家的某些社會政策能讓他們的人民更容易去適應經濟衝擊。在 Erasmus 的摘要報告中並沒有深入研究他們所觀察到的事實之因果解釋，如同臨床試驗，自然實驗顯示某些政策之介入確實發生了作用，但無法說出真正的理由（因為若知道原因，就不需要實驗了）。

Graham 從生命歷程觀點解釋北歐、英國、美國單親家庭等弱勢群體的健康差異（*Graham, 2002*），她指出在孩童早年的撫育期，貧窮是相當普遍，這撫育早期即是某些學者所提到的孩童健康發育之「關鍵期」（critical periods）（*Power and Hertzman, 1997*）。Graham 提出證據顯示，瑞典和芬蘭提供保護有幼兒的低收入戶夫妻以及單親家庭遠離貧窮的政策，遠多於美國與英國，因此結論：「在北歐國家，稅收制度、社會安全體系與福利服務的結合，緩和社會與經濟的變化的生命歷程效果。」（*Graham, 2002*）這些例子顯示，我們可以結合國際比較研究與生命歷程觀點，來瞭解健康不均是如何產生，以及其因應之道。

我們承認，國與國之間有許多的差異，就像是臨床試驗有不同的設計是一樣的，是否一個答案有一個解，意味著每一個問題及答案都是建立在不同的情境或脈絡之下，然而若不採用自然實驗的優勢，難以發現恰當的結果。終究，人們不能選擇出生在哪一個國家，因此屬於哪一個國家在某種程度上是隨機分配的（randomly allocated）；我們也不認為在不同國家裡人口分布存在系統性的生物或心理的差異，進而去影響人群的所得、工作情況、飲食習慣及吸菸等現象的不同。我們必須記住 Wilkinson 及其他學者研究的陳述中指出，不同國家之所得不均與健康是不可能為「選擇效應」（selection effects）。也就是，我們不能將日本與美國的健康差異，歸咎於健康的日本人遷徙到美國，或者生病的美國人遷徙到日本，因為這是不合理的。但不可否認的，在所有工業國家中有很多的移民人口，其與健康不均的關係必須進一步檢視。

以行為模型為基礎的政策建議

之前已經看到，從大多數的研究顯示，不同所得、社會地位和職業類別群體有不同的健康相關行為，在解釋健康不均上它是很重要。但最近的研究與官方報告卻指出，過去多年來政策目標著重在個人層次之健康教育是不正確的方向；在英國（*Townsend, Davidson and Whitehead, 1986; Jarvis, 1997*）、澳洲（*Bennett, 1995*）、美國（*Lynch, Kaplan and Salonen, 1997b; Winkleby, 1997*）和許多歐洲國家（*Peltonen et al., 1998; Vartiainen et al., 1998*）經驗來看，在提倡戒菸、運動與健康飲食多年後，結果並未發現健康不均減少。如同第 4 章曾經提到的，社會群體的健康差異不僅是由於獲得不同的資訊，更可能是由於生命歷史與文化所造成。Erasmus 初期研究提出，不同社經位置群體之行為差異是造成健康不均的重要原因；一個國家中，不同社會階級之間的飲食與吸菸情形的差異較小、教育的差異較小，其死亡率、罹病率不均的狀況也較小；相反的，若是該國人民不同社會階級間吸菸、或者喜愛高脂食物的飲食習慣之不均情形較大，則有較大的健康不均。但有另一個重要的現象，那些高風險行為之社會不均較高、但卻有較小的所得不均的國家，例如瑞典、挪威和芬蘭，與英國和美國（其所得及行為不均都較大的國家）互相比較，其死亡率及罹病率之社會差異卻相似。但儘管 Erasmus 的研究指出健康行為的重要性，荷蘭計畫委員會（The Dutch Programme Committee，針對研究結果制定政策建議的組織）建議荷蘭政府：欲改變健康行為之社會上差異，同時需要推動社區層次（community level）的政策。即使再多的健康教育，或者甚至禁止公共場所吸菸，都是屬於個人層次，現在我們已經知道，這些個人層次的健康行為改變策略在消弭健康不均上是效果不彰的。

那麼社區層次的政策該怎麼執行呢？荷蘭計畫委員會的最後報告中結論：「現今知識對於如何有效改變低社經地位群體行為的方法還不健全，以社區為基礎的新方法，到目前為止，沒有創新 …… 在方法上需要更進一步的發展，並以科學方法評估並監測其效果。」（*Programme Committee on Socio-Economic Inequalities in Health, 2001: 39*）

另一個消弭健康不均的方法是，不管其社會階級、地位及所得，都儘量鼓勵人們採用或維持地中海式飲食型態（*Kunst, 1997*）。然而，我們必須先討論健康食物的成本，以確保在英國、瑞典或芬蘭（譯者註：健康不均較大的國家），這些食物的成本不會比健康不均較少的國家需要更多的所得才可以獲得。其次，研究需要去瞭解，是不是在人們日常生活中，製作或準備地中海食物都是可行的。

不過衍生的問題是，很多情況下，常常是許多無給職的家庭主婦花相當多的時間去準備低成本的健康食物，她們通常是在毫無選擇的情況下，花費很多的時間在家中準備食物。在這個例子裡，健康的飲食可被視為男性與女性之社會權力不均的結果；事實上，令人驚訝的是許多健康不均較小的已開發國家中，大都保留了傳統家庭的習俗、其女性也較難進入高薪的工作環境、其離婚率亦較低，這些國家例如日本以及地中海國家。但有爭議的是，在這些國家裡，很少的女性會嘗試獨立生活是所得不均較小的原因之一，而且單親媽媽在這類國家中常是受到污名化。這樣的常模導致國家中只有極少數非常貧窮的單親家庭；此外，因為女性無法獲得高技能性、管理性及專業性的工作，所以國家中也很少有雙薪之高所得家戶。在這樣的環境下，女性們花大量的時間準備細緻且健康的食物。然而，在美國與英國，愈來愈多女性投入工作時數較長的勞動市場，所以外食比例較高，超級市場也有很多速食的微波食品。可想而知，這樣的社會情境下，飲食品質受到婦女工作薪資高低的影響。高薪的工作需要較長工作時間，即使是速食的食品成本較高，但當它是較健康時，則健康不會受到危害。若婦女們受僱於低薪資的工作時，婦女與他們的家人健康問題就會受到飲食類型的影響。因為沒有時間或者體力煮飯，低所得者只能吃最便宜、最沒有營養的速食品。在現今，仍沒有一個政策制定者認真考慮如何減輕這些單身女性（包含單親媽媽）的就業壓力。雖然有些人可能認為加重男性在兩性雙親家庭中財務支柱的責任，然而，一旦社會接受離婚或分居的情形時，我們就不能回到過去，而聲稱男性應是兩性雙親家庭財務支柱的說法了。就我們所知，目前沒有任何研究是著眼在這個部分的。但是有些研究的方向是具啟發性的，例如比較有全職母親及無全職母親的低所得家庭，其飲食品質是否有差異等。至少，這樣的研究可稱為是一個替代方案，原先的設計應是隨機選取瑞士或英國國民，讓他們食用或不食用地中海飲食，然後再檢視哪一個群體的預期壽命比較長。

以社會－心理模型為基礎的政策建議

如果我們必須以社區層次的政策來改變引起健康不均的行為，那介入的政策應如何執行呢？哪一種解釋模型最有利於設計一個成功的介入？我認為，社會 — 心理模型是社會地位與健康行為關係之最佳解釋模型。為了減少健康行為之社會不均，我們需要改變社區中的社會關係，這就是社會心理模型對健康不均的解釋。低所得或低社會地位並不會驅使人們抽菸或不運動，比較貼切的說法，如同第 4 章中 Siegrist 的研究提到的，個人因為不良的社會環境引起心理反應，使得他們產生這些不良的健康行為（*Siegrist, 1998, 2000*）。別忘了，美國衛生局報告指出，美國大眾已深知抽菸是一個高的健康危險因子，因此大部分的中產階級在健康促進（戒菸、禁菸）方案實施前，就已戒掉這個習慣。再次強調，這是一個未被適當研究的領域；但是，一般認為，生活在愉快日子中的人比起生活在惡劣環境的人，對長壽的價值感相對較高，相對的也較願意致力於維護自己的健康。

以物質與新物質模型為基礎的政策建議

我們已經看到了，北歐國家與其他國家有不相同福利政策，這些不同的福利政策，保護有孩童家庭脫離貧窮的能力也不相同（*Graham, 2002*）。綜合歐洲國家健康不均變遷研究的結果發現，北歐國家儘管所得不均情形增加，但健康不均並沒有增加很多，這結果支持物質主義或新物質主義政策的效果。健康可能受整個生命歷程中的生理或心理的發展過程影響，其中更重要的可能是幼童時期的「關鍵期」，所以我們應該期待看到那些保護年輕家庭免於陷入低所得情境的國家，其健康不均加劇的趨勢應較緩和。

由政府委託消弭健康不均（tackle health inequalities）的官方研究，也是著眼於物質因素，例如，分析社會和經濟的環境是如何影響個人與家庭去獲得安全、良好薪資的工作、好品質的住屋與安全及乾淨的環境。然而政策建議已認知到，難以大規模的改變所得不均，因此已嘗試各種過渡性的方案。

此外，英國的 Acheson 報告中也強烈建議，提升無工作者或低薪資工作者的福利津貼，到達足以維持平均基本生活標準的水準（*Acheson, 1998: 36*）；也建議工會、管理和相關機構應合作，致力於改善工作環境、增加工作自主性及多樣化、發展及應用各類工作技能（*1998: 50*）。荷蘭計畫委員會表示它自己必須面對些微不同的挑戰：

> 在荷蘭，福利國家的特徵是指有相對較大的所得重分配，因此所得不均相對較小……我們已經使用相當多政策以提升最大可能的所得重分配。雖然理論上，荷蘭的所得不均還有減少的空間（例如減少到瑞典及挪威的程度），原則上這所得不均的減少預期能造成…健康不均的減少，但在政治及社會研究中發現仍缺少適當的測量方法，以發掘政策減少健康不均的程度是多少（*Programme Committee on Socio-Economic Inequalities in Health, 2001: 23*）。

另一個更重要的任務，就是要停止不均情形增加的全球化趨勢；這些不均增加的全球化趨勢，已使得健康不均的改善遭受到阻礙，過去經由推動某些政策之後健康不均的確是改善了。與其試圖進一步改善所得重分配，這個報告也建議，應試圖去提升荷蘭市民中最窮 10% 者的所得。

最近荷蘭與瑞典的研究，有些是與英國合作，已轉向一些能改善及減少疾病對人生命影響的政策上，除瑞典已有類似的政策外，各國正考量提供更多的幫助給慢性病病人，讓他們在還能工作時繼續工作以賺取他們自己的生活費用。在許多國家中，此一個目標是否能達到有賴於工作環境是否能提升，這與 Acheson 報告目標之一是一致的；當工作環境改善後，健康自然可以提升。若是人們在工作時有較多的自主權、上下班時間有彈性、可以自己掌握工作進度及場所，不僅生病的人還是可以具有生產力，而且研究亦證明，還可以避免其他人生病。這樣子的作法足以促進「工作與生活之平衡」，對於家庭生活和小孩的發展都有幫助。這類政策改變是一個新物質主義對解釋所得不均與健康關係的一個例子。在人們有彈性的工作時數與較大自主性的國家，所得的不均可能會縮小，此乃因為大多數的人可以繼續保有給薪的工作而避免貧窮。在這個例子裡，並沒有特別減少所得不均的措施，例如稅收制度；相反地，政策主旨是提升人們的整體工作福祉，這樣就可以有效的減少所得不均。

荷蘭計畫委員會提倡另一個新物質主義的政策就是「教育」。就像所得的重分配，荷蘭的社會政策，是傾向去降低社會背景與卓越的教育機會之間的相關（*Programme Committee on Socio-Economic Inequalities in Health, 2001: 23*）。Acheson 報告對英國的社會弱勢群體與教育成就的關聯做了較嚴厲的批評，它指出：

> 生活在那些弱勢的環境裡的人，是最需要教育所帶來的利益，但他們卻是最少有機會能獲得的一群人。分析的結果建議，政府對學校的資源分配不均……而且在這 20 年已有擴大的趨勢；弱勢地區的學校，不但空間有限而且環境愈來愈差……在邏輯及公平原則上，這些具有最大需要的小孩應該獲得較多的教育資源（*Acheson, 1998: 38-9*）。

想要打破貧窮與低教育的循環，可以進行一個學齡前教育的試驗。美國 The Perry/High Scope（培瑞高瞻學齡前教育計畫）研究顯示，有規劃的學齡前教育課程對貧窮孩童的生命歷程有很深遠的影響。接受到特別教育的實驗群體，不但在中學表現良好，而且工作上所賺取的薪資較多、比較不可能會犯罪，成年後也有較穩定的婚姻關係。這研究沒有太多健康效果的資訊。但這樣的研究給予一些建立在生命歷程模式的政策一個很好的例子，由前面所提，學齡前教育的實驗計畫中延續得來的社會情境優勢，可以使得此一世代的人，當他們到達已開發國家群體之疾病風險因子開始上升的年紀時，疾病風險將明顯降低，也就是說，他們的健康狀態將會較佳。

然而，此類政策無法解決，相對另外一個社會位置或所得群體的健康風險議題。如果一個好的學齡前教育能賦予一群孩童成功地找到好的工作，這件事取而代之的問題是某些年輕人沒有相對好的工作。不管我們認為造成健康不均的原因是由於妒忌他人的相對優勢所造成，或由於所得不均提高房價或房租的效應，教育無法解決這類問題。在我們如此需要瞭解健康不均的起因時（因此才知道應有什麼政策），目前並沒有很多相關的研究能夠提供適當的政策建議。舉例來說，如果現在仍然存在很大的所得不均，但當社會階級的流動相當快速時（自上階級移至下階級或自下階級移至上階級），是否會減少社會階級間的健康不均嗎？我們的確沒有答案！或者如果所得的差異與就業關係的差異關係較不密切，這樣社會階級間的健康不均會減少嗎？如果有種職業是低所得但工作安定及高自主性，那會是什麼情形？有人可能認為教師就是這類的職業，然而因為政府對他們工作的規範愈來愈多，因此他們的相對所得與工作自主性都在減少中。另外，僧侶理論上是戒絕擁有任何物質，但是仍在某些社會中擁有很高的社會地位的；不幸的是，目前沒有任一社會具有大型健康研究，能使我們比較僧侶與其相同社會地位、但擁有很多物質的高所得者，彼此之間的健康不均情形。

因此我們相當難以說清楚健康不均研究的政策意涵，而且，到目前為止還是對現有研究的結果缺少信心。然而，過去的研究結果可以使我們決定研究方向及領域的優先順序；如同過去，有些政策有時會事與願違，原先希望減少健康不均，但執行結果反而使得健康不均擴大，因此制定政策時應同時考慮到人民的自由意志、生活的安全與品質等多方面的需要。

國家圖書館出版品預行編目資料

健康不均：理論、概念與方法／Mel Bartley 著；李妙純譯.
一1版.一臺北市：五南，2009.03
面；　公分
參考書目：面
譯自：Health inequality: an introduction to theories, concepts, and methods
ISBN 978-957-11-5550-0（平裝）
1.醫療社會學　2.社會階層　3.健康狀況指標
410.15　　98001480

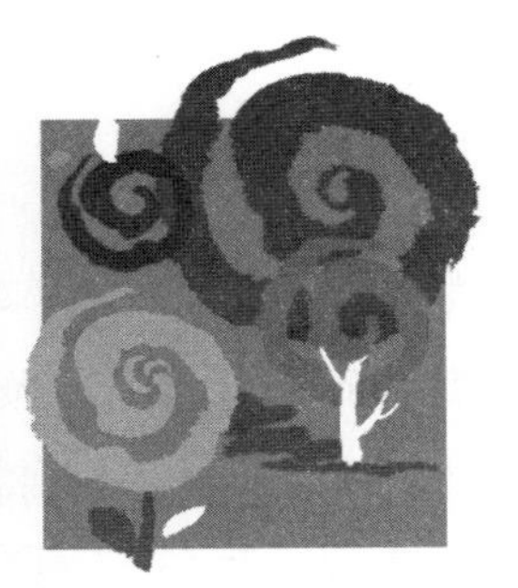

1JCD
健康不均：理論、概念與方法

作　　者 一 Mel Bartley
譯　　者 一 李妙純
發 行 人 一 楊榮川
總　　編 一 龐君豪
主　　編 一 陳念祖
責任編輯 一 李敏華　雅典編輯排版工作室
封面設計 一 鈦色圖文整合工作室
出 版 者 一 五南圖書出版股份有限公司
地　　址：106台北市大安區和平東路二段339號4樓
電　　話：(02)2705-5066　傳　　真：(02)2706-6100
網　　址：http://www.wunan.com.tw
電子郵件：wunan@wunan.com.tw
劃撥帳號：01068953
戶　　名：五南圖書出版股份有限公司

台中市駐區辦公室 / 台中市中區中山路6號
電　　話：(04)2223-0891　傳　　真：(04)2223-3549
高雄市駐區辦公室 / 高雄市新興區中山一路290號
電　　話：(07)2358-702　傳　　真：(07)2350-236

法律顧問　元貞聯合法律事務所　張澤平律師

出版日期　2009年3月初版一刷
定　　價　新臺幣350元

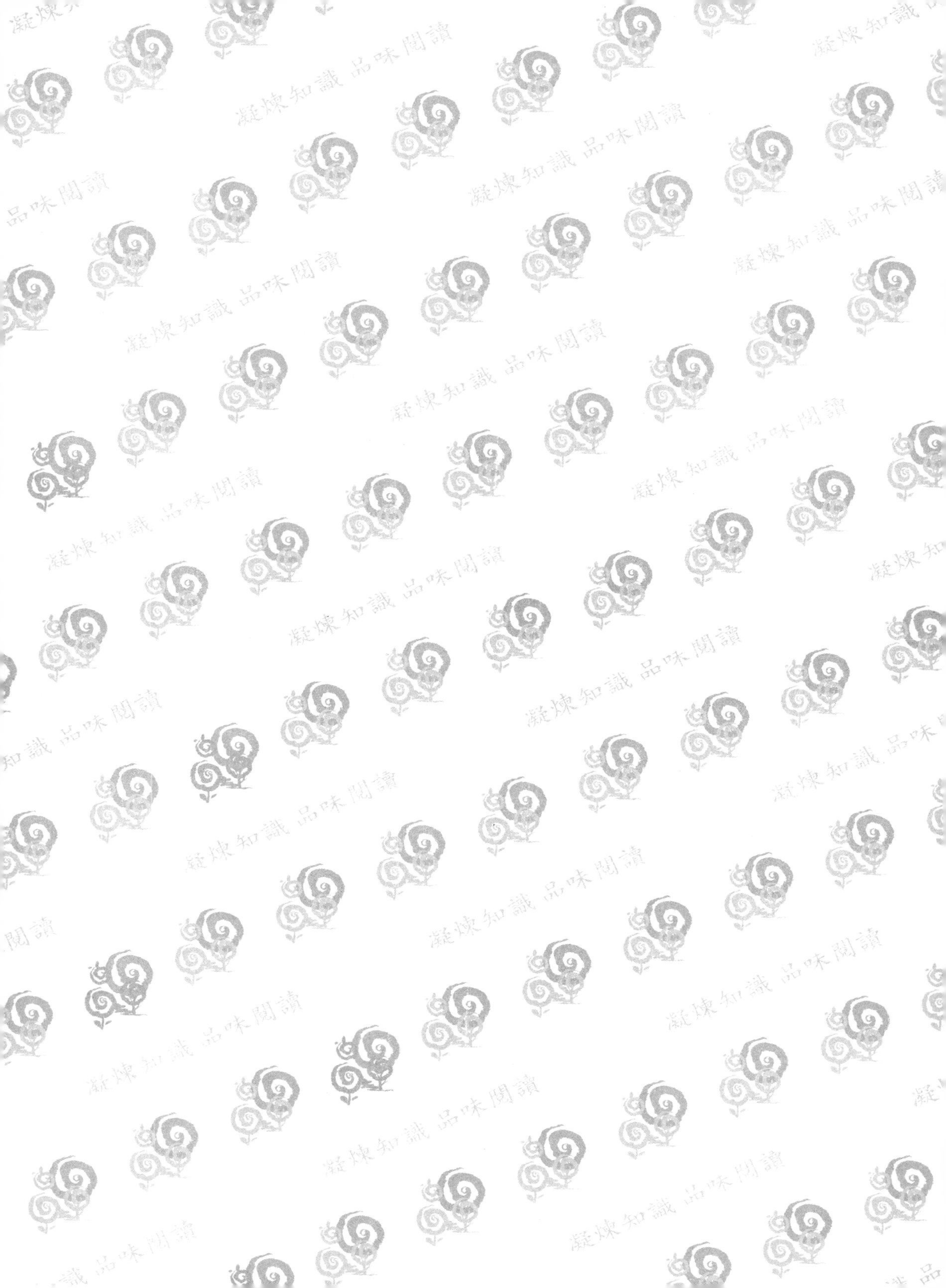

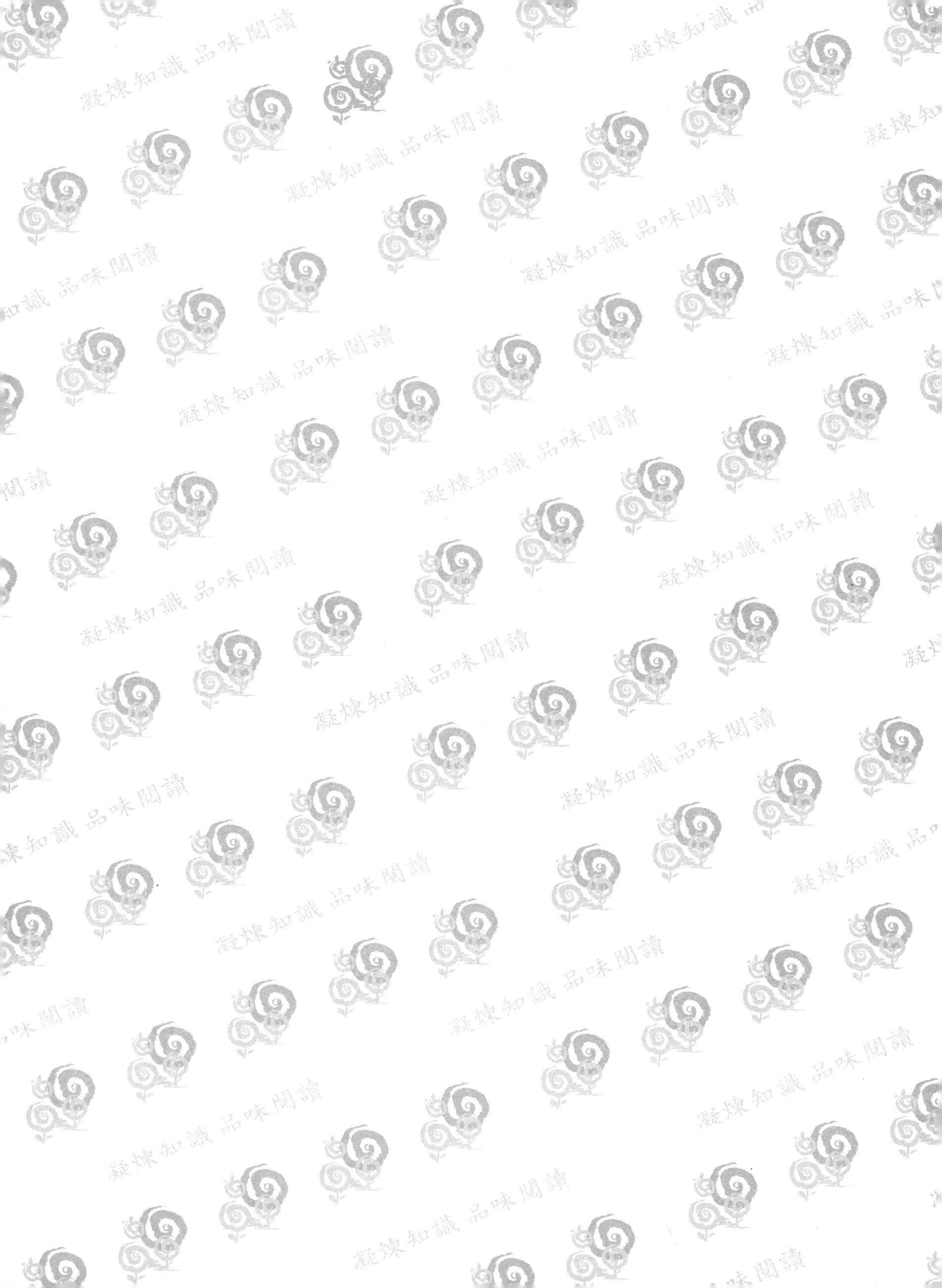